HYGIÈNE MÉDICALE

DES CHEVEUX

ET DE LA BARBE

COMPRENANT

l'histoire des diverses maladies du cuir chevelu
des bulbes et follicules pileux considérées comme cause de
CALVITIE ; leur traitement, leur guérison

DE LA TRICOGÉNIE
OU ART DE RÉGÉNÉRER LES CHEVEUX

Étude chimique de toutes les teintures pileuses usitées jusqu'à ce jour
leurs inconvénients et leurs dangers
Découverte du Mélanocome ou Teinture instantanée exempte de tous dangers
d'une application facile et donnant les plus beaux résultats

PAR

A. DEBAY

TROISIÈME ÉDITION, AUGMENTÉE D'IMPORTANTES DÉCOUVERTES

PARIS

CHEZ L'AUTEUR, RUE LEPELLETIER, 12.
J. MASSON, LIBRAIRE, RUE DE L'ANCIENNE COMÉDIE, 28

1854

HYGIÈNE

MÉDICALE

DES CHEVEUX

ET DE LA BARBE.

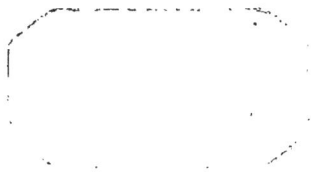

PARIS. — IMP. DE SIMON RAÇON ET C⁰, RUE D'ERFURTH, 1.

HYGIÈNE

MÉDICALE.

DES CHEVEUX

ET DE LA BARBE

COMPRENANT

l'Histoire des diverses maladies du cuir chevelu
des bulbes et follicules pileux considérées comme cause de
CALVITIE; leur traitement, leur guérison.

DE LA TRIKOGÉNIE

OU ART DE RÉGÉNÉRER LES CHEVEUX

Analyse chimique de toutes les teintures pileuses usitées jusqu'à ce jour ;
leurs inconvénients et leurs dangers.
Découverte du **Mélanogène** ou **Teinture hygiénique** exempte de tous
dangers, d'une application facile et donnant les plus beaux résultats

PAR A. DEBAY.

TROISIÈME ÉDITION, AUGMENTÉE D'IMPORTANTES DÉCOUVERTES

PARIS

CHEZ L'AUTEUR, RUE LEPELLETIER, 19,

J. MASSON, LIBRAIRE, RUE DE L'ANCIENNE-COMÉDIE, 26.

1854

HYGIÈNE
DES CHEVEUX
ET DE LA BARBE.

CHAPITRE PREMIER.

HISTOIRE DES VICISSITUDES DES CHEVEUX ET DE
LA BARBE CHEZ LES DIVERS PEUPLES DE LA TERRE ET
PARTICULIÈREMENT CHEZ LES FRANÇAIS.

Les peuples de l'antiquité, plus raisonnables que
les modernes sous plusieurs rapports, regardaient
la barbe et les cheveux non-seulement comme ornement naturel de la face et du crâne, mais comme
indispensables à l'hygiène des divers organes que
présente la tête ; aussi veillaient-ils à leur conservation et n'en retranchaient-ils que l'excès devenu incommode.

1

L'art de la coiffure était alors parfaitement cultivé, et notre civilisation est peut-être, sur ce point, restée en arrière de l'ancienne. Les Perses se frisaient scrupuleusement la barbe et les cheveux ; les Lydiens et les Ioniens entremêlaient leurs cheveux de filets dorés et les nouaient avec des rubans de pourpre.

Les Grecs et les Romains se montrèrent grands appréciateurs d'une belle chevelure ; ils employaient tout ce que l'art pouvait inventer pour l'orner, la conserver et la rendre plus longue, plus touffue. Les dieux et les déesses de l'Olympe étaient représentés avec une chevelure magnifique. Les poëtes donnèrent aux Muses le nom de déesses aux beaux cheveux, et ils symbolisèrent dans Vénus la beauté typique de la chevelure féminine. Les héros des temps homériques, Érecthée, Thésée, Hercule, Achille, etc., se faisaient remarquer autant par un luxe de cheveux bouclés que par leur courage. Périclès, Alcibiade, et tous les élégants de ces lointaines époques, étaient fort recherchés dans ce genre de toilette, et ne paraissaient en public qu'avec une chevelure retombant sur les épaules en boucles embaumées. Les guerriers mêmes, depuis le capitaine jusqu'au soldat, ne dédaignaient pas d'employer les heures de loisir à soigner leurs cheveux. On sait que les trois cents Spartiates, aux Thermopyles, se peignèrent et se couronnèrent de fleurs avant ce fameux combat, où ils devaient trouver la mort et l'immortalité. L'empereur

Trajan cultivait si bien ses cheveux, qu'il dut à leur longueur et à leur épaisseur le surnom de *Crinitus* (chevelu).

Mais ce fut surtout chez les femmes que l'art de cultiver et d'orner les cheveux fit d'immenses progrès ; les Grecques et les Romaines passèrent, aux yeux de l'ancien monde, comme les plus habiles dans cet art. Les Aspasie, les Laïs, les Lamia, les Cléopâtre, les Poppée, les Sabine, etc., ces femmes si célèbres dans les annales de la beauté et de la coquetterie, se faisaient admirer par leurs magnifiques chevelures et l'art avec lequel elles composaient des coiffures charmantes. Nous apprenons de quelques poëtes latins qu'elles excellaient à disposer leurs cheveux en édifices, à leur donner la forme d'un casque, d'un bouclier, d'une tour ; à les tresser en nattes, les rouler en spirales, les boucler, les réunir en grappes, les onder, les lustrer, et même leur donner la couleur à la mode. C'était surtout dans l'ornement que se déployait leur adresse ; elles rehaussaient leurs coiffures de joyaux d'or et d'argent, de bandelettes de pourpre, de filigranes, et les diapraient de pierreries de diverses couleurs. Enfin les fleurs naturelles et artificielles entraient non-seulement dans la coiffure des femmes, mais les couronnes de fleurs étaient d'obligation pour les hommes invités à un banquet. L'importance que les anciens attachaient à la chevelure se manifeste dans le sacrifice qu'ils en faisaient aux jours de deuil et de douleur profonde, ou bien comme preuve d'amour et de dévouement. Oreste coupa ses cheveux et les offrit aux mânes de son père. Achille fit couper les siens et les jeta dans le bûcher qui consumait le cadavre de Patrocle. Le Péloponèse porta le deuil du poëte Alcée par la tonsure de toutes les chevelures mâles. A la mort d'Éphestion, Alexandre se fit raser les cheveux, et ordonna que les crinières de ses chevaux fussent coupées. On voyait, dans les nombreux temples d'Esculape, une quantité de chevelures offertes à ce dieu pour obtenir le retour à la santé d'un parent, d'un ami, d'un objet adoré. Bérénice fit don de sa chevelure au dieu Mars, pour assurer la victoire aux armes de Ptolémée Évergètes. Anna déposa sa chevelure sur le tombeau de Didon Les soldats d'Attila se tonsurèrent à la mort de ce prince. Héloïse fit à Dieu le sacrifice de son amour et de sa chevelure. De nos jours encore, la mèche de cheveux donnée par la beauté qu'on aime est une preuve d'amour et de dévouement.

Relativement à la couleur des cheveux, selon les temps et les peuples, telle ou telle couleur l'emporte sur telle autre : tantôt c'est le noir, tantôt c'est le blond et quelquefois le rouge.

Chez les anciens Égyptiens, les cheveux roux furent en honneur. Les Grecs des temps héroïques estimaient les cheveux blonds comme les plus beaux.

Bacchus, Apollon, Achille, Méléagre, Narcisse, Endymion, se faisaient remarquer par leurs belles chevelures blondes; et, parmi les femmes, on cite OEnone, Danaé, Bacchis, Léda, Dionée Polyxène, etc., etc. Plus tard, la couleur blonde fut détrônée par la noire; les femmes les plus célèbres par leur beauté se montrèrent fières de posséder des cheveux de couleur d'ébène. Laïs, Phrynée, Aspasie, Thaïs, etc., comptaient au nombre de leurs puissants attraits leur magnifique chevelure noire, et les artistes considérèrent désormais cette couleur comme indispensable à la perfection de l'être humain.

A Rome, on eut aussi, pendant quelque temps, la fantaisie des cheveux blonds, puis celle des cheveux roux. Les dames romaines jaunissaient leurs cheveux avec un savon gaulois, et les poudraient avec une terre ocreuse. Les coquets Romains voulurent aussi, à l'exemple des femmes, avoir les cheveux blonds; l'empereur Commode se poudrait avec une poudre d'or qui donnait à ses cheveux une teinte jaune si rutilante, que les yeux ne pouvaient en soutenir l'éblouissant éclat.

La mode du blond *rutilant* se généralisa en Italie, et tint fort longtemps chez les dames vénitiennes, qui se poudraient à jaune comme l'avaient pratiqué les Romains. Les grands peintres de la Renaissance se plurent à décorer de blonds cheveux les têtes de leurs Vierges et de leurs anges. De Venise ce goût passa en France, vers le onzième siècle, et fit fureur. Maître Coquillard, poëte satirique de cette époque, nous fait connaître, dans les vers suivants, les soins qu'employait la classe fashionable pour cacher la couleur naturelle de ses cheveux.

> A Paris, un tas de béjaunes
> Lavent trois fois par jour leurs testes
> Afin qu'ils aient les cheveux jaunes.

Aujourd'hui, les couleurs noire et blonde, ainsi que leurs belles nuances, sont également appréciées ; il n'y a que le roux carotte qui soit généralement rejeté. Ce qui précède tendrait à établir que les peuples font peu de cas de la couleur pileuse que la nature leur a donnée, et qu'ils cherchent à la remplacer, selon la fantaisie des modes, par une couleur étrangère. La mode de la poudre d'amidon qui, sous Louis XV, contagionna toute l'Europe, et blanchit indistinctement les têtes d'enfants et de vieillards, en est un exemple frappant.

Quant à la prédominance de telle couleur sur telle autre, et aux inductions qu'on peut en tirer, nous croyons que la nuance *brun-noir* mérite la préférence, parce qu'elle s'allie ordinairement à une forte constitution, à un tempérament sanguin, à une santé brillante, et qu'elle fait mieux ressortir la blancheur satinée de la peau. Cependant nous dirons que la belle

nuance *blond cendré* a bien son mérite, et beaucoup
d'amateurs la préfèrent à la couleur noire. La valeur
physiognomonique des couleurs pileuses est sujette à
une foule d'exceptions ; car on a vu de puissantes
nations aux cheveux blonds et d'autres aux cheveux
noirs bouleverser alternativement et asservir le
monde. Sous le rapport de l'activité scientifique et
industrielle, les nations blondes ne le cèdent en rien
aux nations à cheveux noirs.

Les peuples qui luttèrent le plus vaillamment contre les Romains et qui en triomphèrent, nos ancêtres
les Francs et les Gaulois, soignaient scrupuleusement
leur chevelure ; sa longueur était chez eux une mar-
que de distinction et de liberté. C'est pourquoi César,
après avoir asservi les Gaules, fit couper les cheveux
à ses habitants, afin qu'ils eussent toujours devant
les yeux le signe commémorateur de ses victoires et
de leur servitude.

Dans le principe, les Francs relevaient leurs cheveux sur le sommet de la tête, et les y fixaient par
un ou plusieurs nœuds. Au commencement du cinquième siècle, cette coutume fut remplacée par la
mode des cheveux plats, tombant sur le front, les
joues et les épaules. Les Francs poudrèrent longtemps leurs cheveux avec une terre d'un rouge ardent,
pour inspirer plus de terreur à l'ennemi.

Aux premiers temps de notre monarchie, les Francs
se choisissaient des rois parmi les princes doués des

plus longs cheveux. Clodion, si remarquable sous ce rapport, mérita le nom de *roi chevelu*.

Après avoir enlevé aux Romains plusieurs provinces des Gaules, Clodion ordonna aux habitants de laisser croître leurs cheveux, afin de les distinguer des autres Gaulois qui se trouvaient encore sous la domination romaine.

Alors, dit Sainte-Foix, la chevelure était en si grande vénération, qu'on jurait par ses cheveux comme on jure aujourd'hui sur son honneur. Rien n'était plus poli, lorsqu'on se rendait visite, que de s'arracher un cheveu et de se l'offrir réciproquement. Clovis s'arracha un cheveu, et le donna à saint Germier pour lui prouver combien il l'honorait, et saint Germier emporta ce cheveu comme un précieux trésor. Les Francs estimaient le sacrifice de leur chevelure égal à la perte de leur liberté. Lorsque l'un d'eux ne pouvait acquitter ses dettes, il allait trouver son créancier, lui présentait des ciseaux et devenait son serf en se laissant couper les cheveux.

Sous Clovis, les cheveux longs devinrent le privilége de la famille royale et des hauts seigneurs. Le peuple avait les cheveux coupés en rond ; ceux des serfs étaient rasés ou taillés très-courts. L'usage voulait qu'on coupât la barbe et les cheveux aux vaincus. Clovis, après avoir défait Cararic, roi des Merciens, ordonna que ce roi et toute sa famille fussent complétement rasés.

Le cachet de Childéric Ier, trouvé dans des fouilles, aux environs de Tournay, et déposé au cabinet des médailles, représente ce roi, âgé de trente ans, ayant les cheveux partagés sur le sommet de la tête, aplatis sur les tempes, descendant le long des joues, où ils sont maintenus par des nœuds de rubans et retombant ensuite sur les épaules.

Gondebaud, qui se prétendait fils de Clotaire, ne produisait d'autre titre à la couronne que sa longue chevelure, et Clotaire ne trouva point de preuve plus éclatante pour le renier que de la lui faire couper.

Ce fut à son immense chevelure qu'on reconnut le cadavre du fils de Chilpéric, que Frédégonde avait fait poignarder et précipiter dans la Marne.

Ce fut encore à la longueur et à l'épaisseur de ses cheveux que les Bourguignons découvrirent Clodomir parmi leurs prisonniers.

L'usage subsista longtemps de tondre les rois déchus ou vaincus. Clodoalde, l'un des fils de Clotilde, n'échappa aux poignards qui avaient massacré ses deux frères qu'en faisant le sacrifice de ses cheveux. Les princes royaux qui renonçaient à leurs prétentions à la couronne étaient tondus, de même que les rois qui, du trône, tombaient dans un cloître.

Le septième siècle venait d'expirer lorsque la mode des cheveux bouclés et frisés s'établit en France, et se répandit en peu de temps sur toute l'Europe. Il paraît que cette mode émut le clergé, qui crut y re-

1.

connaître *une malice du diable*, car, dans un concile tenu à cette occasion, le pape signa le canon suivant :

« Prenant un soin paternel de punir, autant qu'il
« est à propos, ceux qui portent des cheveux frisés et
« bouclés par artifice, pour faire tomber dans le piége
« les personnes qui les voient, nous les exhortons et
« leur enjoignons de vivre plus modestement, en
« sorte qu'on ne remarque plus en eux *aucuns restes*
« *de la malice du diable*. Si quelqu'un pèche contre
« ce canon, qu'il soit excommunié ! »

Sous Louis le Débonnaire, les cheveux, déjà taillés en rond et considérablement diminués, furent encore raccourcis.

Sous Charles le Chauve, très-peu favorisé du côté des cheveux, ainsi que l'indique l'épithète accolée à son nom, les cheveux perdirent le peu de longueur qu'ils avaient conservée, et les oreilles, si longtemps cachées, purent enfin se montrer. Les courtisans, pour plaire à leur souverain, se rasèrent, à son exemple, les cheveux du front ; peu de temps après, les tempes et la nuque furent aussi tondues ; enfin, la chevelure se vit réduite à une espèce de touffe ronde sur le sommet de la tête ayant la forme d'une calotte. Alors parurent les bonnets fourrés, et, en peu de temps, la mode s'en répandit dans tout le royaume (1).

(1) Voyez l'*Histoire des modes françaises depuis le berceau de la monarchie jusqu'à nos jours*, ouvrage des plus curieux, d'un même auteur.

Vers la fin du dixième siècle, quelques seigneurs, ennuyés du bonnet, essayèrent de faire revivre la mode des cheveux longs ; mais ils rencontrèrent de grands obstacles, surtout de la part du clergé, qui alla jusqu'à refuser la porte de l'église à un seigneur portant des cheveux longs.

Cependant la mode des longs cheveux gagnait toujours, malgré l'interdiction du clergé. Les partisans des cheveux entiers attaquèrent les casuistes, et leur prouvèrent que le clergé n'avait aucune règle certaine sur ce qu'il qualifiait de cheveux longs ; qu'ici on exigeait les oreilles découvertes ; que là il suffisait d'en montrer le bout ; qu'ailleurs on tolérait les toupets, tandis qu'en d'autres endroits on exigeait la rasure du toupet. Qu'en conséquence ils garderaient leurs longs cheveux jusqu'au jour où le clergé entier se prononcerait sur ce qu'il entendait par *cheveux courts.*

L'Église, habituée depuis longtemps à être obéie aveuglément sans observation, se formalisa de ce langage, et saint Anselme convoqua une assemblée de prélats pour fixer la longueur qu'on pourrait accorder aux cheveux *sans révolter la nature.* L'assemblée jugea fort sérieusement la question, et décréta un ordre conçu en ces termes :

« Les cheveux des laïques seront coupés de ma-
« nière à laisser voir la moitié de l'oreille ; ceux qui
« cacheront l'oreille entière seront excommuniés. »

Malgré ces menaces, les longs cheveux prévalurent,

et, sous Philippe-Auguste, les cheveux courts devinrent si ridicules, que les dévots mêmes n'osaient plus les porter. Les prêtres eux-mêmes cédèrent au torrent de la mode, et laissèrent pousser leurs cheveux. Les prélats se virent encore une fois réduits à tourner contre leur milice les armes qu'ils avaient employées contre les laïques.

Philippe-Auguste et Louis VIII se proclamèrent les protecteurs des belles chevelures. Alors, tout le monde s'empressa de *nourrir* ses cheveux et d'en étaler le luxe sur ses épaules. La plus grosse injure qu'on pouvait dire à quelqu'un était de l'appeler *tête tondue* ou *rasée*.

Tout-puissant sous Louis IX, le clergé s'acharna de nouveau contre les chevelures, et, s'il ne parvint point à les faire abattre complétement, du moins il réussit à les faire rogner.

Le commencement du quatorzième siècle vit naître la mode des toupets relevés. Ces toupets consistaient en une mèche des cheveux du front, relevée presque perpendiculairement, et imitant ces langues de feu que les peintres placent sur la tête des génies. Cette mode n'eut qu'une durée éphémère; les toupets couchés et arrondis lui succédèrent. Les cheveux plats et tombant sur le cou donnèrent lieu à la mode des calottes.

Charles VII, cédant aux instances du clergé, se fit couper les cheveux, et donna l'ordre à ses sujets d'en faire autant. Dans ces temps de luxe et de galanterie, c'était fort bizarre, dit un vieil auteur, que de voir des preux et coquets chevaliers, tels que Dunois, Lahire, la Trémouille, et tant'd'autres beaux et fiers guerriers, avec une tête pelée, couverte d'une large calotte de moine et superbement *encasquée !*

Sous les successeurs de Louis XI, les Français purent, sans trop de tracasserie, laisser croître leurs cheveux ; la coupe ronde, bornant les cheveux au niveau du cou, et les toupets couchés furent généralement adoptés.

Cette mode dura jusqu'au jour où François Ier, en jouant avec plusieurs seigneurs, fut blessé à la tête par un tison que lança le capitaine de Lorges, sieur de Montgommery. Cette blessure, ayant nécessité la coupe de la chevelure royale, fut cause de la suppression presque totale des cheveux en France.

Les cheveux de moyenne longueur reparurent sous Henri III ; de plus, on les fixa tout autour de la tête. La frisure se faisait en boucles et rouleaux, distincts les uns des autres, qu'on appela *bichons* ; de là l'épithète de *bichonnées* donnée aux personnes dont la coiffure était soignée.

Louis XIII ayant conservé, depuis l'enfance, sa chevelure entière, la mode des longs cheveux reparut aussitôt qu'il monta sur le trône. Les cheveux commencèrent par s'arrondir autour de la tête ; ils cachèrent ensuite les oreilles, et finirent par ruisseler en anneaux sur les épaules. Le clergé, toujours d'une infatigable hostilité contre les cheveux, essaya encore de combattre cette mode, mais sa puissance pâlissait ; on se moqua de ses menaces, et les cheveux s'allongèrent de plus belle.

Tout le monde fut vaniteux d'étaler une épaisse et longue chevelure ; alors, pour les têtes chauves ou peu garnies, on inventa les *bonnets à cheveux* ou perruques. Bientôt, par une de ces absurdités de la mode, les têtes les plus chevelues se firent tondre pour adopter la perruque, qui, en peu de temps, contagionna et envahit le monde civilisé.

Nous n'entreprendrons pas de faire ici l'histoire généalogique des perruques ; de plus érudits que nous se sont acquittés de cette tâche, et le nombre des historiographes des perruques est déjà trop considérable pour que nous voulions y ajouter un mot de plus. Il nous suffira de dire que, d'après les longues et laborieuses recherches de J.-B. Thiers, la perruque pourrait bien remonter au père Adam. Elle était en usage chez les Chaldéens, les Assyriens, les Égyptiens et les Hébreux. Plusieurs passages de l'histoire ancienne prouveraient que les princes et princesses avaient recours au bienfait de la perruque lorsque l'âge ou les maladies avaient dépouillé leurs têtes. Un verset de l'Écriture annoncerait même que le prophète Jérémie et les vieilles coquettes de Sion cachaient sous une perruque les outrages du temps. Ce que l'on ne saurait contredire, c'est que la perruque était parfaitement connue des Grecs et des Romains ; la calvitie ayant chez eux quelque chose de honteux, on la cachait sous une perruque. Domitien, complétement chauve, et honteux de cette infirmité, portait une perruque artistement frisée ; les médailles romaines le représentent ainsi. Othon et Galba usaient du même stratagème pour masquer leur calvitie. Messaline, Lesbie, Sabine, et autres coquettes de ce temps, portaient des perruques blondes exigées par la mode. Martial. Juvénal, Perse, et tous les satiriques latins, ont dévoilé la fraude dont usaient les personnes chauves pour déguiser leur infirmité.

Arthémidore et Apulée s'indignaient de l'abus que les femmes faisaient des cheveux postiches. Le poëte Avianus relate la comique aventure arrivée à un noble chevalier romain, qui, au milieu d'une fête, eut sa perruque enlevée par un coup de vent, et fut l'objet d'une risée générale. Enfin la mode des perruques se répandit si généralement dans toutes les classes de la société, que l'empereur Justinien II se vit obligé de convoquer un synode à Constantinople, où la perruque fut interdite sous les peines les plus sévères. Mais la mode se moqua des décrets impériaux et synodiques. Plusieurs pères de l'Église s'élevèrent énergiquement contre les perruques sans plus de succès. Clément d'Alexandrie tonna contre les perruquiers et les femmes qui chargeaient leurs têtes de cheveux postiches. L'ardent Tertullien fulmina, en ces termes, contre les personnes qui osaient porter une chevelure mensongère : « Rougissez de parer vos têtes, sanctifiées par le baptême, des dépouilles de quelques scélérats justiciés sur un échafaud... » L'austère Cyprien anathématisa tous ceux et celles qui se faisaient teindre ou friser les cheveux et qui portaient de faux toupets. Grégoire de Nazianze, Ambroise, Jérôme, et beaucoup d'autres Pères, se déchaînèrent contre les cheveux postiches, et les vouèrent aux flammes de l'enfer. La perruque résista à toutes ces fulminations, à tous ces anathèmes, lancés contre elle, et sortit victorieuse de la guerre acharnée qu'on ne cessa de lui faire.

Mais si, dans l'antiquité, la perruque ne fut mise en usage que par les comédiens, sur le théâtre, ou par les têtes chauves, pour cacher leur infirmité, il n'en fut pas de même au dix-septième siècle : les gens de cour, les élégants, hommes, femmes, filles, enfants, tous s'affublèrent de perruques énormes. De Paris, la contagion gagna les États voisins et se propagea rapidement dans presque toute l'Europe. Plusieurs prélats et graves théologiens descendirent dans l'arène, les uns pour combattre, les autres pour défendre la perruque. Les perruquiers doivent certainement leur tenir compte des peines qu'ils se sont données pour composer *en latin* huit ou dix savants traités sur une aussi sérieuse matière !!!

Le règne de Louis XIII avait vu le commencement de cette contagion ; sous le règne de Louis XIV, elle arriva à son plus haut degré d'intensité, ce fut un paroxysme. On porta des perruques monstrueuses, effrayantes, disposées par étages et d'une hauteur égalant le tiers de la taille d'un homme. Le coiffeur *Binette*, célèbre dans l'art de fabriquer des perruques, devint un personnage important ; il eut ses équipages et ses valets de pied. Les riches et les élégants ne pouvaient se passer d'*une binette*.

On dit que Louis XIV avait une telle confiance dans l'effet imposant des perruques hautes et ruisselantes, qu'il ne quittait jamais la sienne devant personne, pas même devant son valet de chambre, parce que, selon M. de Lévis, le roi pensait que sa tête, sans perruque, n'avait plus autant de majesté.

A l'exemple de leur roi et maître, les seigneurs, courtisans et hauts fonctionnaires, s'affublèrent d'énormes *binettes*. Les médecins, magistrats, professeurs et gens de lettres, s'imaginant qu'une binette donnait à la physionomie une certaine dignité, imitèrent les seigneurs. Dès lors, toute la France fut emperruquée, et la croyance s'établit partout que, plus une perruque était vaste et monstrueuse, plus le respect du peuple était grand pour celui qui la portait. Le règne de Louis XIV, si remarquable à tant d'égards, le fut également par ses grandes perruques.

Pendant toute la durée de cette mode bizarre, jeu-

nes et vieux se soumettaient aveuglément à son ty-
rannique empire; l'impitoyable perruque couvrait les
plus jolies têtes, cachait les plus beaux cheveux, et,
malgré les migraines, le prurit incommode qu'occasionnait la perruque, malgré les tintements d'oreille,
les éblouissements, les vertiges, l'apoplexie même,
il fallait la porter sous peine de ridicule ou de disgrâce. Rien de plus saisissant que les portraits des personnes peintes à cette époque : depuis le vieillard jusqu'à l'enfant, tous sont affublés de perruques ruisselantes.

Au plus fort de cette passion pour les perruques,
on en inventa de toutes les dimensions, de toutes les
formes : perruques *rondes, carrées, pointues* — perruques à *boudins,* à *papillons,* à *deux* et *trois marteaux,*
— perruques *grand* et *petit in-folio, in-quarto, in-
trente-deux,* — perruques à *effet, saisissantes,* à la
moutonne, — perruques de *chanoine,* d'*abbé,* — perruques de *voyage,* de *circonstances,* etc., etc., etc.

La consommation de cheveux devint si grande, que
leur rareté les porta à un prix énorme: ils se vendi-
rent jusqu'à trente écus l'once ! Trente écus étaient
alors ce que cent cinquante francs sont aujourd'hui.
Ce commerce vivace fut soumis à une forte taxe,
comme les tabacs de nos jours, et devint une ressource fiscale qui enrichit le trésor.

La coiffure des dames était tout aussi ridicule;
plusieurs s'avisèrent même de porter perruque, mais

le plus grand nombre se servaient de leurs cheveux naturels pour échafauder des coiffures gigantesques. La coiffure à la *Fontange*, qui fit fureur pendant quelques années, est un exemple frappant des caprices et des excentricités de la mode.

Supprimées en 1714, pour obéir aux désirs du roi, les hautes coiffures reparurent sous Louis XV plus exagérées que jamais, et blanches de poudre parfumée. La mode de la poudre se propagea et se généralisa en Europe, encore plus rapidement que celle du tabac. Il fallait presque une journée entière pour compléter une de ces coiffures gigantesques, zébrées de rubans, empanachées de plumes et tout enfarinées de poudre parfumée. La tyrannie de cette mode fut telle, que la pauvre dame qui se faisait coiffer la veille, pour aller au bal ou à la soirée du lendemain, passait la nuit dans un fauteuil, pour ne pas endommager le superbe édifice de sa coiffure.

Sous la minorité de Louis XV, le régent, ami des fêtes et des plaisirs, abolit les perruques énormes de l'ancienne cour et leur en substitua d'autres de dimension plus raisonnable, mais qui eurent aussi leur côté ridicule, par la poudre blanche dont on les couvrit. Enfin, le jour arriva où quelques hommes de bon sens abandonnèrent la perruque et laissèrent flotter en liberté leurs cheveux si longtemps prisonniers. Les jeunes gens s'empressèrent de suivre leur exemple, et, en peu de temps, la déconfiture des perruques fut générale, une foule de brocanteurs se mirent à courir les rues criant : *Vieilles perruques à vendre !* C'est d'eux que tirent leur origine ces autres brocanteurs d'habits qui, aujourd'hui, étourdissent la capitale de leurs accents criards.

Les lecteurs qui désireraient connaître à fond l'histoire des perruques devront lire l'ouvrage de Nicolaï, de Berlin. Ce livre, moitié sérieux, moitié plaisant, est plein de recherches curieuses ; on y trouve l'analyse de vingt-deux auteurs, tant laïques qu'ecclésiastiques, dont la verve s'est exercée sur les perruques.

Aux frisures ruisselantes des perruques avaient succédé les ailes de pigeon, la queue mince et le *cadogan* tout enfarinés, se promenant d'une épaule à l'autre, au moindre mouvement de la tête. La queue, ornée de coquets nœuds de rubans, jouissait de grands priviléges : le gentilhomme eût regardé comme une grave offense la moindre plaisanterie sur sa queue, et le grave magistrat, dont le visage sévère ne s'épanouissait pas même aux minauderies d'une épouse, ne pouvait s'empêcher de sourire d'aise lorsqu'on le complimentait sur la beauté de sa queue.

Les jeunes élégants du siècle de Louis XV, qui s'étaient soustraits au joug humiliant de la perruque, n'eurent pas la force de s'affranchir de la poudre ; ils continuèrent à se faire coiffer et enfariner, selon la mode imposée par les prétentieux de cinquante ans,

qui cachaient sous la poudre leurs cheveux gris. C'é-
tait fort drôle, en vérité, de voir les moustaches noires des gentilshommes contraster avec la blancheur
de leurs cheveux ; le frais minois des jeunes femmes
encadré par une coiffure poudrée à blanc. O puissance
de la mode ! qui te résisterait ?

En 1760, il sembla que la mode des hautes coiffures de femmes touchait à sa fin. Une foule de dames
se prirent d'une belle passion pour les coiffures à la
grecque ; malheureusement cette mode, qui avait
rendu à la physionomie des femmes tous ses attraits,
mourut aussi vite qu'elle était née, et voici comment :

Les nombreux coiffeurs de Paris, tombés en chô-
mage par suite de la mode grecque, instituée par un
de leurs confrères nommé Legros, se réunirent contre lui au nombre de plusieurs mille, l'attaquèrent en
justice, et se donnèrent tant de mouvement, qu'ils
gagnèrent leur procès. A la suite de ce procès, d'ailleurs assez burlesque, les têtes furent de nouveau
poudrées, crépées, frisées, boudinées, etc., etc.

Sous Louis XVI les hommes portaient toujours les
cheveux de l'occiput roulés en queue, ou réunis dans
une bourse de taffetas noir. Le toupet était relevé et
accompagné, de chaque côté, de trois à quatre boudins symétriques qualifiés d'aile de pigeon, le tout
très scrupuleusement poudré.

Après le procès Legros, la coiffure des femmes alla

toujours gagnant en hauteur et en largeur, de façon que la figure ne ressemblait plus qu'à un point dans cet immense entourage. Les noms donnés à ces coiffures n'étaient pas moins ridicules, ainsi qu'on peut en juger par ceux-ci : coiffures en *papillon*, en *oreilles d'épagneul*, en *poule mouillée*, en *marronnier d'Inde*, en *vergettes*, en *guéridon*, en *commode*, en *cabriolet*, en *chien fou*, en *chasseur dans un taillis*, etc., etc., etc. Le *Mercure de France* de cette époque raconte les choses les plus étranges sur les coiffures.

L'auteur des Mémoires secrets rapporte que la reine elle-même donnait l'exemple de ces folles coiffures. Elle avait inventé une coiffure d'une hauteur prodigieuse qui représentait des collines, des prairies émaillées, des ruisseaux argentins et des torrents écumeux, des jardins symétriques et des parcs anglais. Enfin, en 1778, les coiffures féminines avaient acquis une telle hauteur et une si prodigieuse largeur, qu'elles interceptaient, à l'Opéra, la vue de la scène aux spectateurs placés par derrière. Les plaintes, qui se grossissaient de jour en jour, obligèrent le directeur de l'Opéra de défendre l'entrée de l'amphithéâtre aux dames qui n'auraient pas une coiffure modérée.

Pour apprécier les folies relatives aux coiffures, il faut feuilleter le journal des modes alors rédigé par M. de la Mésangère; c'est un passe-temps fort agréable pour ceux qui aiment les surprises.

En 1780, les cheveux de la reine étant tombés à la suite d'une couche, les hautes coiffures tombèrent également ; les dames de la cour, pour plaire à leur souveraine, se coiffèrent à l'*enfant*, c'est-à-dire en cheveux courts, et la bourgeoisie adopta aussitôt cette coiffure.

Vint la grande époque de 93 ! Les queues, les ailes de pigeon et la poudre disparurent devant elle ; à l'exception de quelques esclaves de l'ancien régime, qui s'obstinèrent à les conserver, tous les Français adoptèrent la mode républicaine ; c'est-à-dire les cheveux de moyenne longueur avec leur couleur naturelle.

Sous l'Empire, les troupes françaises furent en partie tondues, et la mode à la Titus prévalut.

1830 vint aussi opérer des changements dans la coiffure et la barbe. Le toupet des hommes s'éleva en pyramide sur le front, à l'instar du toupet nouvellement royal ; mais la secte saint-simonienne, avant de disparaître, donna la mode des cheveux longs, et du toupet aplati avec une raie vivement dessinée sur un des côtés de la tête. Le toupet élevé fut forcé de s'abaisser devant cette mode qu'adopta la jeunesse, mode qui se propagea comme l'incendie et qui dure encore. Enfin, aujourd'hui les cheveux, taillés selon des modes plus ou moins élégantes, laissent admirer les reflets de leur couleur naturelle ; il n'y a plus que les gens chauves par maladie et les vieillards qui portent perruque pour préserver leur chef des intempéries.

La coiffure des femmes a, depuis vingt ans, éprouvé des modifications innombrables, et la plupart de ces modifications ont toujours été avouées du bon goût. Perfectionnée par des artistes habiles, la coiffure est aujourd'hui devenue un art auquel les physionomies empruntent le complément de leurs attraits. Une foule d'ornements et de parures de tête, tels que fruits, fleurs, couronnes, demi-couronnes, grappes, gerbes, aigrettes, rubans, perles, diamants, etc., disposés avec ce goût délicat qui caractérise nos artistes coiffeurs, composent de ravissantes coiffures qui attirent l'admiration et les éloges des plus indifférents, et l'on peut avancer, sans crainte de trouver de contradicteurs, que, dans aucune capitale du monde, les femmes ne sont aussi bien coiffées qu'à Paris.

Ici se termine la notice historique sur les différentes modes auxquelles furent assujettis les cheveux. Nous allons maintenant traiter la question scientifique, beaucoup plus utile pour les personnes qui perdent ou sont menacées de perdre leurs cheveux ; et la question hygiénique, traitée d'une manière fort imparfaite dans presque tous les ouvrages médicaux, recevra ici tous les développements qu'elle mérite.

CHAPITRE II.

ANATOMIE. — PHYSIOLOGIE DES CHEVEUX ET DES POILS.
— FORME, COULEUR. — PROPRIÉTÉS. — USAGES, ETC.

Le système pileux est, depuis longtemps, l'objet
de recherches physiologiques et chimiques d'un haut
intérêt pour l'hygiène. Un grand nombre de savants (1) se sont livrés à des travaux fort minutieux
pour compléter l'histoire naturelle des cheveux, qui
laisse encore à désirer. Ces travaux peuvent se résumer ainsi :

Les cheveux, de même que les poils et la barbe,
naissent dans la portion profonde de la peau, et vien-

(1) Voir les ouvrages de Ruysch, Leuwenhoeck, Malpighi,
Hoock, Rudolphi, Zeis, Fontana, Meckel, Eschricht, Ledermül-
ler, Bichat, Achard, Chiaje, Valentin, Grellier, Weber, Meyer,
Cuvier, John, Witop, Eble, Krause, Gurlt, Kaauv, Lauth, Vauquelin, Gautbier, Hunter, Müller, Heusinger, Simon, Berres,
Dutrochet, Breschet, Burdach, Raspail, Berzélius, Henle, etc.,
auteurs qui se sont occupés d'une manière spéciale du système
pileux.

2

nent croître à sa surface. Les premiers vestiges du poil s'annoncent par l'apparition de petites taches brunes ou jaunâtres, selon la couleur du cheveu. Lorsqu'on écrase, entre deux plaques de verre, la matière qui compose ces taches, on aperçoit, à l'aide d'un bon microscope, un petit sac déchiré, et, au milieu de la tache, le rudiment du poil ou du cheveu.

Parcourant, à notre tour, la route tracée par nos maîtres, nous avons suivi, armé du microscope, le mystérieux travail de la nature dans la formation et la végétation pileuse, et voici le résultat de nos observations.

Composition du poil ou du cheveu. — Le poil se compose de trois parties distinctes : le *follicule* ou petit sac à deux ouvertures, qui peut être végétativement considéré comme la graine du poil ; le *bulbe* ou pulpe, vulgairement appelé racine, et la *tige* ou poil proprement dit.

Formation du follicule. — Dans la couche profonde de la peau, sur une base garnie de vaisseaux capillaires et de nerfs, s'organise un petit sac, nommé follicule ou gaîne, qui sécrète et se remplit d'une humeur que beaucoup de physiologistes regardent comme analogue à la sécrétion pigmentaire de la peau. Au milieu de cette humeur se forme une granulation conique (le *bulbe*), de laquelle doit sortir la tige du poil. Le fond du follicule est percé d'un petit trou par lequel entrent les nerfs et vaisseaux qui apportent

au bulbe les sucs nourriciers ; le sommet du follicule
est également percé d'un autre petit trou pour laisser
passer la tige.

Bulbe. — Le bulbe ou pulpe du poil est entièrement isolé du follicule, de telle sorte qu'on peut l'arracher sans endommager celui-ci ; on ne saurait mieux
comparer le follicule qu'à un globe de verre à deux
ouvertures, et le bulbe qu'à un oignon de jacinthe contenu dans ce globe, dont l'ouverture inférieure livre-
rait passage aux racines de l'oignon, et la supérieure
donnerait issue à la tige. Cet entier isolement du
bulbe et du follicule est une circonstance fort importante ; nous verrons tout à l'heure que le cheveu qui
tombe ou qui est arraché avec son bulbe n'implique
pas l'impossibilité d'une régénération, et que, partout
où le follicule existe, on peut espérer voir sortir un
nouveau cheveu.

Tige. — La tige du poil ou du cheveu se compose :
1° d'une enveloppe extérieure ou corticale de nature
cornée, très-mince et transparente ; 2° d'une matière
huileuse ou médullaire (moelle) offrant, selon les individus, diverses teintes, d'où dépendent la couleur
et les diverses nuances de couleur des cheveux. Vue
sous un fort grossissement, la substance corticale
présente des fibres longitudinales et des stries circu-
laires, dont Berres a donné le dessin ; ces dernières
ne sont que des fissures de la substance corticale
elle-même.

L'orifice du conduit pilifère, qui s'ouvre à la surface du cuir chevelu, est entouré de cryptes sébacés microscopiques, mais très-apparents autour des gros poils servant de moustaches à certains animaux. Ces cryptes sécrètent une humeur onctueuse qui donne aux cheveux leur lustre et leur souplesse.

Formation des cheveux et poils. — Les cheveux commencent à paraître vers le cinquième mois de la vie *intra-utérine*; ils ont acquis quelques millimètres au moment de la naissance, mais ils sont encore assez rares, et ce n'est que vers la seconde année qu'ils couvrent entièrement la tête de l'enfant.

Composition chimique. — Les sulfate et phosphate de chaux, le sulfate de magnésie, le peroxyde de fer, le chlorure de sodium, la silice, etc., concourent à former la substance du cheveu. Or, tous ces principes chimiques se retrouvant dans le sang, il en résulte que, sur toutes les surfaces de la peau où un follicule pileux s'organise, il doit nécessairement pousser un cheveu ou un poil. L'expérience suivante, faite sur certains animaux à peau transparente, nous a semblé donner une idée assez exacte de la formation du cheveu.

Un poil étant arraché avec son bulbe, mais sans que le follicule soit intéressé, et la peau de l'animal étant placée devant une vive lumière, on aperçoit, au bout de quelques minutes, l'intérieur du sac folliculeux se remplir d'une humeur épaisse et rougeâtre,

Douze heures après, un petit point brun se dessine au milieu de cette tumeur ; douze heures plus tard, la couleur brune du point devient plus foncée, et, vers le troisième jour, paraît presque noire. Ce point est le rudiment du nouveau poil ; au cinquième jour, le poil a acquis deux millimètres de longueur. Plusieurs physiologistes ont émis l'opinion que l'humeur dont se remplit le sac folliculeux, et qui donne naissance au bulbe ou pulpe du poil, n'est autre chose que de l'humeur pigmentaire subissant une modification dans le follicule. Une circonstance qui vient corroborer cette opinion, c'est qu'en général les taches de naissance de couleur brune, exclusivement formée du pigment, sont couvertes de poils.

Croissance du poil. — Le point noirâtre, ou la granulation pigmentaire qui vient de se former, est poussée en haut par une deuxième granulation qui s'organise ; une troisième pousse la deuxième, et successivement chaque granulation pousse sa voisine de bas en haut ; ainsi s'opère la croissance du poil et du cheveu.

Pendant ce travail microscopique intérieur, un autre phénomène se passe : à mesure que les granulations pigmentaires se poussent de bas en haut, elles s'organisent en petites cellules dans lesquelles est contenue une matière huileuse de la consistance du miel ; c'est la moelle du poil. A peine le poil a-t-il percé la peau, que la surface extérieure des cellules

2.

se change, probablement par le contact de l'air, en fibres corticales constituant l'enveloppe extérieure de la tige du poil. Enfin, par-dessus ces fibres corticales, se forment de petites écailles excessivement ténues qui ajoutent à la force de la tige, et font que le poil s'avance toujours dans le même sens lorsqu'on le roule entre les doigts.

N'oublions pas de dire qu'à sa sortie du sac folliculeux le poil marche obliquement dans la peau, soulève l'épiderme, le perfore, et continue sa croissance en liberté. La portion d'épiderme soulevée reste encore attachée à la base du poil, surtout à celle du cheveu, puis s'exfolie et tombe. Nous ajouterons que les granulations pigmentaires qui composent la moelle du poil ne remplissent pas toujours exactement le canal médullaire; on voit souvent, en regardant un cheveu à la lumière, des intervalles où la moelle manque; à ces endroits, la couleur des cheveux est beaucoup plus claire, et la cassure plus facile.

Pour rendre plus sensible, et mettre à la portée des gens du monde cette description physiologique, nous la résumerons en ces quelques lignes :

Le sac folliculeux est l'organe générateur du poil, en général; le bulbe, qui s'est formé dans ce sac, reçoit du tissu auquel il adhère par sa racine des sucs qu'il verse dans le canal de la tige du poil; de nouveaux sucs, arrivant incessamment, poussent les anciens, et le poil s'allonge ainsi, de bas en haut, jusqu'à ce qu'il ait atteint toute sa croissance; arrivé à ce terme, il reste plus ou moins longtemps stationnaire, puis il tombe pour être remplacé par un autre, que sécrète aussitôt le sac folliculaire.

Les expériences par arrachement, qui nous ont conduit à découvrir la mystérieuse formation du poil, sont une preuve convaincante de la faculté régénératrice du follicule; une autre preuve à donner de la régénération du poil après son avulsion est l'exemple fourni chaque jour par les individus qui s'arrachent continuellement les poils de certaines parties du corps, sans pouvoir les détruire. Je connais bon nombre de personnes qui, pendant plus de dix ans, se sont arraché les poils de l'entre-sourcil, de la lèvre supérieure, de l'oreille, du nez, etc., et, loin d'obtenir le succès désiré, ont toujours vu repousser les poils. incommodes dont elles voulaient se débarrasser.

Quant au canal médullaire du cheveu, certaines maladies de ces organes en démontrent positivement l'existence, la *plique*, par exemple. Dans cette affection, la tige du cheveu se gonfle et se gorge de sucs, à tel point que, les cheveux étant coupés, il en suinte un liquide jaunâtre et quelquefois sanguinolent.

Nous ferons observer ici que, pour fournir la quantité de sucs nutritifs nécessaires à l'accroissement des cheveux, il était nécessaire que la vascularité de la peau du crâne fût très-développée; et, en effet, l'anatomie démontre que le lacis de vaisseaux sanguins.

lymphatiques, sébacés, pilifères, la trame nerveuse, les cryptes ou follicules pileux, sont beaucoup plus nombreux au cuir chevelu que dans aucune autre partie du corps.

A l'exception des paupières, de la plante des pieds, de la paume des mains, des dernières phalanges des doigts et de quelques autres régions, toute la surface du corps est couverte de poils, les uns longs et vigoureux, les autres à l'état de follets et peu apparents

Matière qui compose les poils. — Le savant Vauquelin soumit, le premier, les cheveux à l'analyse chimique, et obtint les résultats suivants :

1° Une substance animale analogue à l'albumine ;

2° Une quantité plus ou moins grande d'huile épaisse ;

3° Du phosphate et du carbonate de chaux ;

4° De l'oxyde de manganèse ;

5° Du fer oxydé et sulfuré ;

6° Une certaine quantité de silice ;

7° Enfin, une quantité plus considérable de soufre.

D'après le même chimiste, l'huile épaisse qui entre dans la composition de la moelle des cheveux offre diverses teintes d'où dépend leur couleur ; ainsi :

Dans les cheveux noirs, l'huile est brun verdâtre ;

Dans les blonds, jaune clair ou foncé ;

Dans les roux, rougeâtre ;

Dans les blancs, l'huile est incolore.

Les nuances intermédiaires à chacune de ces quatre couleurs dépendent des divers degrés de coloration de l'huile pileuse.

L'analyse fit encore connaître à Vauquelin que :

La couleur brun verdâtre de la moelle des cheveux noirs était due à la présence du fer sulfuré et du manganèse ;

La moelle des cheveux blonds contenait moins de fer et plus de soufre ;

La moelle des cheveux roux contenait une quantité considérable d'oxyde rouge de fer et de soufre.

Enfin, la décoloration complète de la moelle des cheveux blancs dépendait de l'absence du fer. Nous verrons plus loin qu'il sera possible, d'après ces données chimiques, de régénérer la couleur des cheveux devenus blancs avant l'âge et de retarder le grisonnement.

Dans une analyse récente, faite par un chimiste hollandais, et publiée dans la *Revue scientifique* du docteur Quesneville, on remarque plusieurs contrastes avec celle de Vauquelin, et cela était impossible autrement, puisque les sciences physiologique et chimique ont fait d'immenses progrès depuis cette époque. L'analyse nouvelle établit deux distinctions : 1° les parties organiques du cheveu ; 2° les parties inorganiques. Ces dernières sont des sulfates de chaux et de magnésie, du chlorure de sodium, du peroxyde de fer, du phosphate de chaux, de la silice, etc. Les parties organiques se composent de matières grasses et de *protéine*. La *protéine*, corps nouvellement découvert, est le principe essentiel de l'albumine ; on la trouve aussi dans la fibrine du sang, mais en moindre quantité. Dans le cheveu, la protéine est combinée avec le soufre en quantité beaucoup plus considérable que dans tous les autres tissus de l'économie.

Le sulfure protéique ne paraît pas contenir de matières colorantes, mais il est diversement coloré, selon le groupement de ses molécules. Outre ce sulfure, le cheveu renferme quelques matières grasses qu'on ne saurait considérer comme des parties essentielles. Le fer, contenu dans les cheveux à l'état d'oxyde, y est combiné avec le soufre et la protéine.

La proportion de soufre que contient l'albumine du sérum du sang est presque le double de celle contenue dans la fibrine. Or, lorsque l'albumine se convertit en fibrine, il faut qu'une certaine quantité de soufre soit mise en liberté ; c'est au moment de cette transformation de l'albumine en fibrine que se produit le soufre du cheveu. La croissance du cheveu serait, d'après cela, dans un rapport intime avec la métamorphose de l'albumine. La proportion considérable de soufre que contient le cheveu ferait supposer que certains sulfates peuvent, dans notre corps, passer à l'état de sulfure.

Telle est la dernière analyse chimique des cheveux, qui, quoique plus avancée, sous certains rapports,

que l'analyse de Vauquelin, lui est cependant inférieure sous plusieurs autres.

Divers réactifs agissent sur la substance du cheveu.
L'alcool bouillant ou un mélange d'alcool et d'acide
hydrochlorique détruisent la couleur des cheveux ;
mais le chlore est l'un des réactifs qui agit le plus énergiquement pour la décoloration : des cheveux, épui-
sés par l'éther et l'alcool, étant exposés à un courant
de chlore, se décolorent et blanchissent. Les oxydes
métalliques se combinent avec la substance corticale
du cheveu et le colorent ; c'est sur cette affinité que
repose la teinture des cheveux. Les acides nitrique,
sulfurique et hydrochlorique, de même que l'hydrosulfate de soude et la potasse caustique, dissolvent les
cheveux et les réduisent en une matière gélatineuse.
L'acide acétique ne les altère point.

Considérés sous le double point de vue de l'utilité
et de l'ornement, les cheveux et les poils, en général,
sont indispensables aux différentes régions du corps
qu'ils protégent ; car une région dépilée est beaucoup
plus sujette aux influences délétères que celle recouverte de sa toison protectrice. Mauvais conducteurs du
calorique, les cheveux sont pour la tête un abri contre le chaud et le froid ; ils préservent aussi sa boîte
osseuse contre les coups, chutes et diverses percus-
sions qui pourraient l'altérer, en amortissant la violence des chocs. Les poils sont hygrométriques ; ils
s'allongent ou se raccourcissent selon l'état de séche-

resse ou d'humidité de l'atmosphère. Lorsqu'ils sont très-secs, ils jouissent d'une propriété galvanique bien prononcée. Bridane et Wolf ont obtenu, en frottant vivement des cheveux, des étincelles assez puissantes pour allumer de l'alcool. Quelques individus offrent, pendant un violent accès de colère, les cheveux et la barbe étincelants d'une lumière électrique. Le physiologiste Lepelletier cite plusieurs exemples de cette nature ; le système pileux est encore un émonctoire par lequel sont éliminés les phosphates et sulfates de chaux en excès dans l'économie vivante.

Enfin, la chevelure et la barbe sont un des plus beaux ornements que l'homme et la femme tiennent de la nature. Leur force, leur coloration, la vigueur de leur croissance, annoncent la santé, la jeunesse ; leur rareté, leur décoloration, leur état de langueur et leur chute, sont les symptômes de maladie physique, d'affection morale ou de décrépitude. C'est en raison de la beauté et de l'utilité de la chevelure qu'on ne devrait jamais négliger les soins hygiéniques favorables à son entretien, et rejeter ou éviter tout ce qui peut lui être nuisible.

Les femmes possèdent généralement les cheveux plus longs et plus fins que les hommes. Une belle chevelure doit arriver jusqu'au bassin ; lorsqu'elle atteint le mollet, elle est réputée magnifique. Si les femmes conservent plus longtemps leurs cheveux que les hommes, c'est parce qu'elles les soignent

beaucoup mieux et en font l'objet d'une toilette jour-
nalière.

Quelques cas de calvitie offerts, de temps à autre,
par des savants, avaient accrédité l'erreur que les
hommes livrés aux travaux d'esprit perdaient de bonne
heure leurs cheveux ; il paraîtrait, au contraire, d'a-
près les observations générales, sauf les exceptions,
que les hommes qui exercent continuellement les organes de l'intelligence possèdent une épaisse et forte
chevelure. La raison de cette vitalité du bulbe pileux
se trouve naturellement dans l'activité des fonctions
physiologiques du cerveau. En effet, le travail soutenu
de l'esprit développe, hâte la circulation cérébrale, et
amène dans le cuir chevelu une grande quantité de
fluides qui fournissent aux bulbes pileux une abondante nutrition. Si nous voulions prendre des exemples dans l'antiquité, nous citerions, comme très-
remarquables par leur barbe et leur chevelure,
Pythagore, Moïse, Platon, Phidias, Aristote, Esculape, Hippocrate et une foule d'hommes célèbres dans
les arts et les sciences ; mais, nous bornant à nommer
quelques-uns de nos savants contemporains et de nos
célébrités politiques et littéraires, nous prendrons
pour exemples les têtes de MM. Arago, — Duméril, —
Talleyrand, — Chateaubriand, — Beethoven, — George
Sand, — Thoré, — Hippolyte Lucas, — Théophile
Gautier, — J. Janin, — Alexandre Dumas, etc... ;
et, si l'on objectait que l'histoire ancienne et moderne

3

nous montre beaucoup de grands hommes avec une tête presque chauve, on pourrait répondre que la plupart d'entre eux ont perdu leurs cheveux fort tard et par suite de l'âge; d'autres les ont vus tomber pendant ou après une maladie; d'autres, enfin, sont devenus chauves avant l'âge pour s'être livrés avec trop d'ardeur, pendant leur jeunesse, aux plaisirs des sens; car les excès sensuels retentissent tout particulièrement sur le système pileux.

Les climats ont une influence marquée sur la couleur des cheveux, sur leur finesse et leur longueur. Chez les peuples du Nord, la couleur blonde est la plus générale; la couleur noire domine chez les peuples du Midi; dans les régions tempérées on rencontre une foule de teintes intermédiaires; enfin on peut dire que les chevelures européennes offrent une gamme de couleurs qui, partant du blond filasse des Suédois, se foncent graduellement pour former les blonds et châtains divers, puis montent au brun-noir et arrivent au noir-jais des Espagnols et des Napolitains.

La forme des cheveux, leur quantité, de même que la couleur, sont un des caractères distinctifs des races humaines. Les races blanches d'Europe et d'Asie ont la chevelure et la barbe fournies, surtout dans les variétés d'hommes blancs-roux. Les tempéraments bilioso-sanguin, et bilieux pur surtout, possèdent un système pileux très-épais; mais, à mesure que la race revêt la couleur basanée, le système pileux devient plus rare, comme chez les Indous, les Mogols, les Américains indigènes ; il existe parmi ces derniers des populations entièrement privées de barbe. Cela viendrait, d'après quelques naturalistes, de l'habitude que ces populations ont prise, dans le principe, de s'épiler ; cette coutume, continuée pendant une longue suite de générations, aurait formé une race d'hommes imberbes.

Les races jaunes offrent des cheveux noirs, tantôt plats, épais, clairs et de variable longueur ; tantôt crépus, laineux et courts : la barbe suit les mêmes progressions.

La race nègre et couleur de suie présente de nombreuses différences quant à la forme, à la couleur et à la densité. Les cheveux des Hottentots sont courts, épais et crépus ; ceux des Papous sont inextricablement frisés : la circonférence d'une chevelure papoue pourrait être comparée à une queue de paon faisant la roue. Les Californiens, Aléoutiens, Hurons, etc., portent des chevelures ondées et frisées. Les Kouriles surtout offrent un luxe pileux des plus remarquables ; leur barbe commence littéralement au-dessous de la paupière inférieure et couvre tout le visage ; la peau du corps entier est presque aussi velue que celle d'un ours. Les populations de la Nouvelle-Guinée, des îles de la Sonde, de la presqu'île de Malacca, de Van-Diémen et de l'Australie, ont les cheveux plus ou moins épais, rudes et plats : enfin, depuis les Mozambiques et les Yolofs, qui ont une laine haute et aussi épaisse que celle d'un mérinos, jusqu'aux nègres pélagiques de l'archipel indo-chinois, le système pileux offre les plus singulières variantes.

Couleur des cheveux. — Nous avons déjà démontré que la couleur et les diverses nuances des cheveux dépendaient des proportions variables de fer et de soufre qu'ils contiennent; ainsi :

Le cheveux noirs contiennent un excès de fer ;

Les châtains en possèdent une quantité moindre ;

Dans les cheveux blonds le soufre est en excès ;

Dans les cheveux roux le fer se trouve à l'état d'oxyde rouge.

Enfin, il y absence complète de fer dans les cheveux blancs et excès de silice.

Plusieurs physiologistes et anatomistes ont avancé que, plus la racine du cheveu est profonde, plus sa tige devient longue; c'est-à-dire que la longueur de la tige est en raison directe de la profondeur de la racine. Les follicules pileux sont logés, ainsi que nous l'avons dit, dans la partie profonde de la peau; les racines du cheveu sortent par le trou inférieur du follicule et pénètrent dans le tissu cellulaire sous-cutané; il est même des poils qui enfoncent leurs racines dans la substance du cartilage, comme cela arrive aux paupières, au nez, aux oreilles : c'est cette profondeur de la racine qui rend si dangereux l'arrachement des poils du nez. L'on a aussi avancé que les cheveux des femmes acquéraient une plus grande longueur que ceux des hommes, parce qu'elles avaient un tissu cellulaire plus abondant, où les cheveux trouvaient une quantité considérable de sucs nutritifs; mais cette assertion n'est pas rigoureuse, attendu qu'en général les personnes qui ont le cuir chevelu gras perdent leurs cheveux de bonne heure, et ne les ont pas plus longs que les autres.

L'on a observé, en outre, que la finesse des cheveux était en raison de la couleur : ainsi, les cheveux noirs des habitants de la zone torride sont courts, gros et crépus, tandis que les cheveux blonds des Septentrionaux sont fins, soyeux et d'une longueur remarquable. De cette observation constante, il résulte que, sur deux têtes également bien fournies, l'une blonde l'autre noire, le chiffre des cheveux blonds sera de beaucoup supérieur au chiffre des cheveux noirs. Witop, qui eut la patience de compter le nombre des cheveux sur plusieurs têtes, de nuances diverses, trouva les chiffres suivants :

Sur un pouce carré : — 790 cheveux blonds.
—   — 608 — châtains.
—   — 572 — noirs.
—   — 493 — roux.

Ce qui donnerait pour une tête entière :

140,400 cheveux blonds.
109,440 — châtains.
102,960 — noirs.
88,740 — roux.

Les cheveux et poils sont idio-électriques et hygro-métriques ; cette seconde propriété a été utilisée, comme on le sait, pour la fabrication de certains baromètres. Les cheveux possèdent une élasticité et une résistance des plus remarquables. Bichat et Grellier ont expérimenté qu'un cheveu peut supporter, sans se rompre, un poids de 1,035 décigrammes. Devant cette résistance, on croit, sans hésiter, à ces traits de patriotisme qui portèrent les femmes romaines à se couper les cheveux pour faire des cordes aux catapultes et les femmes carthaginoises à les imiter pour faire des cordages aux vaisseaux.

QUELQUES CONSIDÉRATIONS SUR LE SYSTÈME PILEUX DES DIVERSES RACES HUMAINES.

La couleur, la forme, la qualité et la quantité des cheveux et des poils constituent un des traits caractéristiques des races humaines. Il est à croire que les premiers hommes qui parurent sur un point du globe avaient les cheveux de couleur brune, et que, après les migrations successives des familles, la forme et la couleur du système pileux se modifièrent selon le degré de latitude, la nature du sol, la sécheresse ou l'humidité du climat. De là les cheveux et poils noirs, blonds, roux et leurs nuances ; les cheveux et poils gros, rudes, fins, soyeux, plats, ronds, crépus, laineux. Une fois que ces modifications du système pileux furent acquises aux diverses races, elles se conservèrent et se transmirent, telles que nous les voyons aujourd'hui.

On peut diviser l'espèce humaine en deux catégories : les hommes aux cheveux blonds et les hommes aux cheveux noirs.

La race aux cheveux noirs en se croisant avec la blonde a formé les variétés des cheveux roux, châtain clair et châtain foncé. — La race blonde en s'alliant entre elle, et soumise à l'influence des climats humides, marécageux, ou des contrées hérissées de forêts, donna la variété des cheveux blond pâle et presque blancs.

Les cheveux noirs, plats, fins et plus ou moins soyeux, sont l'apanage de la race caucasique. La race mongolique a aussi les cheveux noirs, mais ils sont déjà plus gros et plus durs.

La race éthiopique ou noire, et les branches nombreuses qu'elle a fournies, offrent des cheveux crépus, rudes et de nature laineuse. Les nègres proprement dits, qui s'étendent, en Afrique, du nord au midi, depuis le Niger jusqu'au tropique, et de l'est à l'ouest, d'un côté à l'autre du continent africain, ont les cheveux laineux et crépus. — Les Cafres. les Hotten-

tots, les Australasiens, les nègres océaniens, etc.,
possèdent tous la chevelure propre à cette race. Les
Papous se font remarquer par leur immense chevelure crépue, laineuse et très-touffue; les Kouriliens
par leur corps entièrement velu. Les nègres océaniens
sont aussi noirs que les nègres africains; leurs cheveux crépus et laineux sont plus serrés, plus touffus.
Dans les îles du grand Océan, il existe encore d'autres
variétés nègres dont MM. *Lesson* et *Choris* ont fait
mention.

La race à peau rouge possède une chevelure noire
qui est l'intermédiaire des races blanche et nègre.
Les cheveux des hommes à peau rouge jouissent,
dit-on, du privilége de ne jamais blanchir.

D'après l'observation de plusieurs naturalistes, la
race aux cheveux blonds, dans le nord de l'Asie et de
l'Europe, représente une espèce primitive, jouissant
du privilége de conserver la couleur de ses cheveux,
même sous les climats les plus brûlants, lorsque
toutefois elle ne se croise point. De nos jours, on
rencontre en Afrique les descendants des *Vandales*,
qui s'y établirent au commencement du quatrième
siècle, et qui offrent une chevelure blonde. — Les
Rohillas, fixés depuis six à huit siècles au sud du
Gange, offrent la même particularité de cheveux
blonds, au milieu d'une race à cheveux noirs.

La race aux cheveux noirs conserve aussi cette
couleur sous toutes les latitudes.

Les variétés à cheveux roux et châtains, qui ne sont que les métis des blonds et des noirs, éprouvent des altérations de couleur par l'influence du climat.

Lorsque, dans un mariage où les deux époux sont blonds, il naît des enfants à cheveux noirs; de même que, dans un mariage de deux bruns, s'il naît des enfants à cheveux blonds, ce qui arrive assez fréquemment, on doit en rapporter la cause aux différences primitives des aïeux. Dans notre ouvrage sur l'*Hygiène du mariage* nous avons démontré, au chapitre HÉRÉDITÉ, que les caractères physiques de l'espèce et de l'individu peuvent disparaître pendant plusieurs générations successives et se remontrer tout à coup, sans cause connue. Ainsi, tel enfant, provenant d'une mère et d'un père blonds, naît avec la chevelure noire d'un de ses aïeux; de même que tel autre enfant, issu d'une mère et d'un père à cheveux noirs, apporte en naissant la chevelure blonde de son trisaïeul. Pourquoi? c'est ce que l'investigation scientifique n'a pu encore découvrir.

Les deux extrêmes de chaud et de froid, surtout de froid humide, sont très-peu favorables au développement du système pileux. Ainsi, sous la zone torride et dans les régions polaires, on rencontre des peuplades presque dépourvues de poils. Les sauvages de l'Amérique, vivant au milieu des forêts et dans une atmosphère aussi chaude qu'humide, sont généralement glabres, c'est-à-dire dépourvus de barbe et

3.

de poils. Les habitants des grands plateaux de l'Asie ont également le système pileux assez rare. Au contraire, dans les climats tempérés, dans les contrées sèches, montagneuses, les poils, la barbe et les cheveux croissent avec une vigueur remarquable. La Grèce, la Turquie, la Géorgie, l'Espagne, la France méridionale, etc., offrent des cheveux et des barbes magnifiques.

Quant à la prééminence de telle couleur sur telle autre et aux inductions physiognomoniques qu'on peut en tirer, nous avons dit que la couleur *brun-noir* semblerait obtenir la préférence, parce qu'elle s'allie ordinairement à une forte constitution, à un tempérament sanguin, à une santé brillante, et qu'elle fait ressortir convenablement la blancheur de la peau. Cependant, la belle nuance blonde, chez la femme, a bien son mérite, et beaucoup d'amateurs la préfèrent à la noire. La valeur physiognomonique de la couleur est sujette à beaucoup d'exceptions, car on a vu des nations aux cheveux blonds et des nations aux cheveux noirs, également puissantes, bouleverser et asservir le monde. Relativement à l'activité industrielle et scientifique, les nations blondes ne le cèdent point aux nations à cheveux noirs.

Physiognomonie. — Des cheveux épais, luisants et d'une pousse vigoureuse, annoncent générale-

ment une constitution robuste. Des cheveux clairs,
ternes et d'une croissance difficile, sont le signe d'une
santé faible, délicate, ou d'un état maladif du cuir chevelu. — La couleur des cheveux, ainsi que nous venons
de le dire, fait apprécier la force, le tempérament et le
caractère des individus. Ainsi, la barbe et les cheveux noirs, épais, luisants, sont un signe de vigueur
physique et morale ; les cheveux blonds, fins, sou-
ples, soyeux, dénotent une nature timide et délicate.
— Les cheveux noirs et crépus décèlent des appétits
sensuels, beaucoup de persévérance et quelquefois de
l'opiniâtreté ; les cheveux blonds et soyeux annoncent
la douceur, la mollesse, l'indolence. — Les cheveux
roux font pressentir des penchants cruels, un caractère violent, jaloux, emporté, irascible et parfois fou-
gueux. D'autres fois, au contraire, les roux sont tranquilles, patients, et d'une bonté remarquable. Ces
contrastes offerts par les individus à cheveux roux a
donné lieu à ce vieux proverbe : *Les roux sont tout
bons ou tout mauvais.*

CHAPITRE III.

SOINS HYGIÉNIQUES A DONNER AUX CHEVEUX.
— COIFFEURS ET COIFFURES.

Les soins hygiéniques réclamés par la chevelure se bornent, en général, à maintenir dans un juste degré d'activité les fonctions sécrétoires et excrétoires du cuir chevelu ; car c'est dans la couche profonde de la peau du crâne que se forme, se développe et se nourrit le bulbe pileux. L'usage du peigne et de la brosse, aidés, de temps à autre, d'un nettoyage ou dégraissage, maintiennent ce juste degré d'activité ; et l'on peut dire avec raison que ces deux instruments, bien dirigés, sont les vrais conservateurs de la chevelure.

Il faut strictement éviter les brusques variations de température, c'est-à-dire de passer nu-tête d'un lieu très-chaud dans un lieu très-froid ; — bien se garder de mouiller la tête avec de l'eau froide quand le cuir chevelu est en moiteur. — Au sortir d'un bain, si les cheveux sont mouillés, il est prudent de les bien essuyer et sécher, parce que l'humidité qu'ils conservent peut gonfler leur base et occasionner la chute. Les personnes sujettes à une abondante transpiration de la peau du crâne devront prendre de minutieuses précautions pour ne pas perdre leurs cheveux et devenir chauves de bonne heure. Ces précautions consistent à éponger la sueur, à essuyer les cheveux toutes les fois qu'ils sont humides, à opérer de légères frictions en passant et repassant la pulpe des doigts sous les cheveux, et à ne jamais s'exposer à l'humidité ni au froid pendant tout le temps que la transpiration a son cours ; elles devront, en outre, se peigner au peigne fin et faire un usage fréquent de la brosse, de manière à nettoyer parfaitement la peau du crâne et à enlever la crasse poisseuse qui enduit les cheveux ; enfin, elles se laveront le cuir chevelu, au moins une fois par mois, avec la *lotion détersive*, indiquée au Formulaire.

La coiffure très-peu hygiénique des hommes, surtout les coiffures militaires, sont une cause de calvitie plus fréquente qu'on ne pense. En effet, l'air contenu dans le chapeau, ne pouvant se renouveler, s'échauffe, et, si l'on garde longtemps le chapeau sur la tête sans l'ôter, l'accumulation du calorique porte peu à peu sa pernicieuse influence sur le cuir chevelu ; les cheveux tombent, s'éclaircissent, et cette chute ne reconnaît pas d'autre cause. Aussi voyons-nous les femmes, dont la coiffure est plus perméable à l'air, et les personnes forcées, par leur condition, à rester nu-tête, conserver plus longtemps leurs cheveux que les hommes qui ont toujours la tête couverte.

Nous recommanderons, comme mesure hygiénique, de porter des chapeaux légers, de les ôter de temps en temps pour renouveler l'air, et de rester toujours la tête découverte à la maison.

Les pommades, huiles, essences, et tous les corps gras, ne doivent être employés que pour les cheveux secs ; les cheveux gras doivent s'en passer, ou du moins n'en user qu'avec une réserve extrême. Que le lecteur retienne bien ceci : toutes les huiles et pommades à *bon marché* sont nuisibles aux cheveux, parce qu'elles sont composées de substances inférieures et faciles à rancir ; parce que la rancidité est au corps gras ce que la putréfaction est à la viande et autres substance azotées. On ne doit jamais acheter ses pommades chez les dépositaires de parfumeries, parce que, étant restées un temps plus ou moins long en dépôt, ces pommades ne sont plus fraîches, et beaucoup sont altérées. — La plus grande partie des pommades du commerce sont composées de graisses mal préparées, et ce n'est qu'en forçant la dose des parfums qu'on parvient à masquer l'odeur de rance qui, sans cela, ne tarderait pas à dominer ; or, les huiles essentielles communes qu'on emploie pour les parfumer sont irritantes et nuisibles. Les bonnes pommades que fabriquent les parfumeurs consciencieux sont composées de substances fraîches et de premier choix ; elles doivent être renouvelées tous les mois ou deux mois au plus tard. Voyez, au *Formulaire* de cet ouvrage, la manière de préparer les pommades. Les personnes dont la peau fournit en abondance ces petites écailles blanchâtre nommées *pellicules* ou *squames* devront, avant d'employer l'huile ou la pommade, peigner leurs cheveux au peigne fin, puis les brosser longtemps afin d'en chasser toutes les pellicules. Le nettoyage et, de temps à autre, le dégraissage sont urgents pour les têtes à cheveux gras, couvertes de pellicules : lorsque cette indispensable mesure de propreté est longtemps négligée, la peau s'encrasse, devient le siége de démangeaisons, et, si cet état se prolonge, une infinité de cheveux, sciés à leur base par les écailles épidermiques accumulées, languissent et tombent.

Il est de règle générale d'éponger à sec les cheveux après leur dégraissage ; puis on trempe l'éponge dans de l'eau de rose aiguisée de quelques gouttes d'eau aromatique des *Hespérides*, on essuie la chevelure et on la purge de toute humidité avec des serviettes chaudes ; enfin, les cheveux sont peignés au démêloir, brossés et onctionnés d'huile ou de pommade fine. Cela fait, on procède au travail de la coiffure ; ce travail terminé, on étend dans la paume des mains un peu de brillantine, et l'on en frotte à plusieurs reprises les bandeaux en appuyant fortement ; alors les cheveux deviennent lisses, brillants, et acquièrent ces chatoyants reflets que recherchent les jeunes femmes.

Beaucoup de dames ont la mauvaise habitude de mouiller leurs bandeaux pour les lisser; nous ferons observer que l'eau et surtout la salive décolorent le cheveu, le dessèchent, le rendent rude et cassant.

Lorsqu'on sort du bain, si les cheveux ont été mouillés, il faut avoir bien soin de les sécher; car l'humidité, ainsi que nous venons de le dire, est une des causes qui amènent la chute des cheveux.

On doit examiner de temps en temps l'état des cheveux et ne leur donner que juste la dose de pommade qui leur est nécessaire. Les huiles ou pommades devront être fraîches; car les corps gras rances peuvent, ainsi que nous l'avons dit, irriter le cuir chevelu et causer la chute des cheveux.

Les divers mucilages, les eaux albumineuses et gommées composant la *bandoline* (style de coiffeur), dont on se sert pour fixer les bandeaux, ont l'affreux inconvénient de recouvrir les cheveux d'un enduit qui les encroûte et nuit à leur propreté; de plus, ils exhalent une mauvaise odeur.

La meilleure préparation pour lisser les bandeaux, pour donner aux cheveux et à la barbe des reflets miroitants, est la *brillantine*. Ce nouveau parfum, qui unit à une suave odeur l'inappréciable qualité d'adoucir les cheveux, de ne point les coller et de ne laisser aucun résidu, sera désormais la seule préparation dont les dames se serviront pour fixer leurs bandeaux.

Coiffures de femmes. — L'art du coiffeur a établi quatre genres de coiffures principales, dites en *coques*, en *torsades*, en *nattes* et à *frisures*. Dans ces derniers temps, un nouveau genre avait essayé de s'introduire, la coiffure *ondulée*; mais nous n'en parlerons que pour la proscrire, attendu que l'ondulation obtenue soit par le fer chaud, soit au moyen de petites nattes fines et très-serrées, maintenues pendant la nuit, porte atteinte à la vitalité du cheveu. Et d'ailleurs, était-ce une belle coiffure? La mode voulut un instant le faire croire; mais ce ne fut qu'un instant, car, de l'avis des coiffeurs, l'ondulation ruine les cheveux et laisse pressentir une origine nègre ou égyptienne. Il n'y a que les cheveux crépus et laineux qui ondulent naturellement; les cheveux longs et fins demandent à être lissés pour montrer toute la richesse de leurs soyeux reflets.

La coiffure en coque n'est plus guère pratiquée; les autres coiffures lui empruntent quelquefois des ornements.

Dans la coiffure en torsades et en nattes, on recommande avec raison de ne jamais tordre les mèches trop fortement; une torsion trop forte non-seulement nuit à la nutrition du cheveu, mais il arrive que les cheveux les plus tendus se brisent ou sont arrachés.

La frisure n'est préjudiciable aux cheveux que

lorsqu'elle est pratiquée au fer chaud, parce que le fer chaud dessèche les cheveux, les rend friables, altère leur couleur et les prédispose à une chute précoce. On ne devrait donc se servir du fer que de loin en loin, et du fer chauffé à l'eau bouillante, lequel est beaucoup moins nuisible. Nous conseillons aux dames qui tiennent à conserver belle et longtemps leur chevelure, de ne jamais se friser qu'au moyen de papillotes.

Le **crépage** des cheveux leur est toujours nuisible, en ce qu'il les emmêle d'une manière inextricable et provoque ensuite leur tiraillement, leur brisure, lorsqu'on veut les peigner. Le crépage à la brosse est beaucoup moins pernicieux qu'au peigne.

Lorsque le moment est arrivé de défaire leur coiffure, on recommande aux dames de procéder à ce travail avec précaution et légèreté, pour ne point tirailler les cheveux ; de les secouer, de les brosser et de les laisser flotter quelque temps en liberté sur les épaules avant de commencer la coiffure de nuit.

L'habitude de se couvrir chaudement la tête pendant la nuit est mauvaise, surtout pour les personnes dont le cuir chevelu transpire abondamment. Un filet à mailles serrées, servant à maintenir les cheveux, est la meilleure coiffure de nuit pour la santé ; car il arrive souvent que le bonnet ou la coiffe se détache et tombe pendant le sommeil ; alors, si la tête est moite, l'air froid la saisit, et il en résulte un arrêt de

la transpiration qui donne lieu à des rhumes, à des
maux d'yeux, d'oreilles, etc. On a, en outre, observé
que les personnes qui ont contracté l'habitude de
coucher nu-tête conservaient plus longtemps leurs
cheveux et grisonnaient moins vite que celles qui
font usage de la coiffe ou du bonnet.

En résumé, les soins hygiéniques à donner aux
cheveux sont : la propreté, l'aération, l'équilibre des
fonctions exhalantes et absorbantes du cuir chevelu,
la soustraction de la tête aux extrêmes du chaud et
du froid, la préservation contre l'influence nuisible
des cosmétiques irritants, des huiles et pommades
rances, etc. On recommande expressément, lorsque
les cheveux ont été immergés ou mouillés, de les essuyer et de les sécher soigneusement, parce que la
chaleur humide gonfle la tige du cheveu, produit la
dilatation des conduits pilifères et occasionne la chute.
Le nettoyage de la tête, selon les procédés que nous
indiquerons au chapitre suivant, est nécessaire, de
temps à autre, pour débarrasser la peau du crâne de
l'enduit pelliculeux qui s'y forme incessamment. L'u-
sage journalier du peigne et de la brosse ; la coupe
mensuelle de l'extrémité des cheveux, qui, arrivés au
dernier point de leur croissance, se fendent et se
bifurquent ; enfin, l'abonnement à un coiffeur habile,
sont les conditions hygiéniques les plus favorables à
la beauté et à la conservation de la chevelure ; car un
coiffeur habile est pour la chevelure ce qu'un bon

dentiste est pour la bouche : celui-ci préserve les dents du tartre et de la carie, il les nettoie et conserve à l'émail sa blancheur éblouissante ; le coiffeur intelligent écarte de la chevelure toute influence nuisible, il la rend souple et chatoyante ; il épuise sur elle toutes les ressources de son art afin de la faire sortir de ses mains plus belle que jamais.

Coupe des cheveux. — La coupe des cheveux ne doit jamais se pratiquer immédiatement après un repas copieux, ni lorsqu'on est fatigué ou indisposé, et à plus forte raison lorsqu'on est malade. Il faut toujours choisir les jours secs et chauds, pour éviter les rhumes, maux d'yeux, de dents, de gorge, etc., qui succèdent fréquemment à une coupe intempestive. La meilleure méthode est de faire souvent *rafraîchir* les cheveux afin de les avoir d'une longueur toujours à peu près semblable.

Les personnes habituées à porter les cheveux longs ne doivent jamais les faire couper trop courts et brusquement ; ce n'est qu'après les avoir fait raccourcir graduellement et jour par jour qu'elles peuvent les faire tondre complétement, s'il y a nécessité. En général, la rasure des cheveux longs entraîne un dérangement de la santé plus ou moins grave ; mille faits consignés dans les ouvrages de médecine sont là pour l'attester.

Il est cependant quelques cas rares de croissance extraordinaire des cheveux, où il devient nécessaire de

les couper courts, c'est lorsque les sucs nutritifs, par
une direction vicieuse, se portent en trop grande
abondance sur les bulbes pileux au détriment des autres systèmes du corps, qui s'affaiblissent et tombent
dans la maigreur. On cite plusieurs observations con-
vaincantes à cet égard, et tout récemment la *Gazette
médicale* vient de publier l'histoire pathologique d'une
jeune demoiselle de dix-huit à vingt ans dont la chevelure exubérante et d'un noir foncé avait donné lieu,
chez elle, à une maladie chlorotique et de langueur,
par le fer qu'elle enlevait au sang et par les sucs nutritifs qu'elle détournait à son profit. Un médecin ordonna les ferrugineux, un autre les toniques et les
aliments substantiels; mais, l'état maladif augmentant
toujours, un physiologiste conseilla aux parents de la
demoiselle de lui faire tondre son épaisse et longue
chevelure; ce qui fut aussitôt exécuté. De ce moment
la chlorose s'arrêta, et le vermillon de la santé reparut sur les lèvres et les joues blême de la jeune fille.

Erreur concernant la **coupe** *des cheveux.* — On
croit généralement que la coupe des cheveux, à fleur
de peau ou très-près de leurs racines, est un excellent
moyen pour les faire pousser plus épais et plus longs.
Beaucoup d'individus, dans cet espoir, se font raser
les cheveux; beaucoup de mères font tondre leurs
enfants et s'étonnent ensuite de ce que le succès ne
réponde point à leur attente. Nous dissiperons cette
erreur par une démonstration physiologique : comme

dans toute végétation, l'*épaisseur* des cheveux est subordonnée au nombre des germes, c'est-à-dire que plus les bulbes seront nombreux, et pressés les uns contre les autres, plus les cheveux seront touffus, et *vice versa*. La *longueur* des cheveux est en raison directe de la vigueur des bulbes et de la profondeur de leurs racines; de telle sorte que, plus les bulbes seront vigoureux et leurs racines profondes, plus les cheveux deviendront forts et longs. Or, espérer rendre longue et touffue, par la coupe, une chevelure qui ne possède point ces conditions physiologiques, sera toujours une déception. Certainement il est des cas, à la suite de maladie, où la coupe devient indispensable pour arrêter la chute et raviver les bulbes languissants; mais tondre la tête, la raser à des sujets bien portants, dans l'espoir de leur procurer une plus longue chevelure, est complétement irrationnel. Consultez, à ce sujet, les coiffeurs intelligents; ils vous affirmeront, d'après leur longue expérience, que les plus belles chevelures de femmes sont celles qui n'ont jamais été coupées, et dont on s'est borné à rafraîchir les pointes.

Je connais bon nombre d'individus, jeunes encore, à cheveux clair-semés et tombant facilement, qui ont vainement eu recours au rasoir pour remédier à cette imperfection. Leurs cheveux, il est vrai, poussaient d'abord plus épais et moins grêles, mais, lorsqu'ils avaient acquis quelques pouces de longueur, ils tombaient de nouveau et plus facilement. Dans le cas où l'atrophie du cheveu et sa chute dépendent d'une irritation chrónique latente, l'action du rasoir augmente toujours cette irritation, et la chute des cheveux recommence, au bout de quelques mois, plus désastreuse que jamais.

Il résulte de ce que nous venons de dire que, hormis quelques cas exceptionnels, la coupe ras, ou la rasure totale, pratiquée dans l'espoir de faire pousser les cheveux plus longs et plus touffus, non-seulement ne donne point les résultats désirés, mais qu'elle produit souvent l'effet contraire; qu'il est irrationnel de faire une tonsure générale sans bénéfice ultérieur, et qu'il est sage, au contraire, de consulter un homme de l'art avant de dépouiller une tête de sa toison protectrice. (Voyez le chapitre de cet ouvrage qui traite de la chute des cheveux et de ses causes.)

*Des coiffures selon l'*âge*, la* **physionomie**, *le* **teint** *et les* **proportions** *du visage*. — Le même genre de coiffure ne saurait convenir à tous les âges, à toutes les figures, c'est incontestable. Une coiffure de jeune fille jurerait sur la tête d'une femme âgée ; telle coiffure qui modère les fortes proportions d'une large face engloutirait les traits fins et délicats d'un petit visage, et *vice versa*.

Les ornements doivent être choisis avec goût et leur couleur doit être en harmonie avec le teint. — Les rubans roses et les ornements de couleur tendre, qui vont parfaitement à la blonde, affadiraient les charmes piquants de la brune. — Les teints pâles ont besoin d'être réchauffés par de vives couleurs; les teints rouges, au contraire, doivent être pâlis par des rubans et ornements de couleur verte ou jaune foncé. — Les artistes coiffeurs ont observé les bons et mauvais effets de certaines couleurs relativement au jour et à la nuit. Ainsi, la couleur aurore, qui semble faner le teint pendant le jour, produit un bel effet le soir. Le jaune pâle ressort très-bien au jour et s'efface la nuit; il en est de même de la couleur rose qui, charmante le jour, perd son éclat et s'éteint à la lumière des bougies. La même coiffure qui est ravissante, ornée de telles fleurs, de tels rubans, devient détestable avec tels autres. Le talent du coiffeur consiste à établir entre le teint et l'expression physionomique d'heureuses harmonies.

Une élégante simplicité doit toujours présider à la coiffure des jeunes personnes; quelques simples fleurs, quelques rubans légers relevés par de petites perles blanches, feront tous les frais de leur coiffure : la beauté dans son printemps n'a pas besoin d'ornements. La coiffure des dames offre plus de ressource au talent du coiffeur; il peut se servir de tous les ornements qu'invente la mode et le bon goût pour ajouter aux attraits d'une jolie figure ou pour modifier les imperfections de certains visages trop forts ou trop petits.

En résumé, toutes les coiffures ne sauraient convenir à la même tête; chaque physionomie exige une coiffure particulière. Ainsi, la coiffure qui sied à une grosse tête n'ira nullement à une petite tête; le minois chiffonné perdrait de sa gentillesse sous une coiffure sévère; la jeune fille ne doit pas être coiffée comme la matrone, ni Apollon comme Hercule.

Il faut considérer le visage comme un tableau, où les principaux attraits de la beauté ont leur trône; l'encadrement formé par les cheveux doit toujours être en harmonie avec ce tableau. En partant de ce principe, une figure mignonne, à traits fins, doit avoir le front et l'ovale découverts; des bandeaux simples et légers, décrivant sur les tempes une courbe gracieuse, iront se perdre dans les tresses ou torsades de la grecque: c'est ainsi qu'on nous représente la suave figure de Vénus, ce prototype de la beauté féminine. Les têtes à forme délicate devront toujours éviter que l'encadrement des cheveux ou bordure accessoire n'empiète sur le visage ou objet principal. — Les figures à traits saillants et sévères ou à fortes proportions demandent, au contraire, une coiffure volumineuse, de larges nattes et une pluie de boucles et d'anneaux tombant sur les joues, afin de diminuer la largeur de l'ovale du visage: ici la bordure ou encadrement doit empiéter sur le tableau pour en modérer l'étendue. Du reste, ce que nous venons de dire sur les genres de coiffure n'est qu'un simple avertissement; les coiffeurs en savent cent fois plus que nous à cet égard : ils excellent à disposer les cheveux de manière à remplir les cavités du visage, ou à en fondre artistement les saillies. Aussi conseillerons-nous à toutes les femmes qui tiennent à avoir une coiffure en rapport avec leur physionomie de se confier aux mains de ces artistes ; car, de même que la peinture, la coiffure est un art dont les immenses ressources peuvent transformer complétement les physionomies. On pourrait même dire que le coiffeur l'emporte sur le peintre copiste, attendu que celui-ci ne fait que copier la nature, tandis que le coiffeur de génie corrige, modifie et embellit incessamment la nature. Son talent à remplir les cavités d'un visage et à fondre les saillies opère de si heureuses métamorphoses, que la figure la plus ingrate sort de ses mains tellement bien encadrée, qu'on la trouve coquette et charmante.

L'adresse vraiment remarquable de certains coiffeurs à se servir du peigne et de la brosse doit être comptée au nombre des meilleurs philocomes. — La brosse de ces artistes se promène avec légèreté dans tous les sens, et non-seulement enlève les pellicules, la poussière et toutes les impuretés qui souillent la chevelure, mais elle lui fait acquérir ce brillant naturel, signe de la santé. — Leurs doigts chargés d'essences entrent doucement dans les cheveux, les oignent d'huile parfumée, et leur donnent cette moelleuse souplesse tout à fait nécessaire pour qu'ils se prêtent aux diverses formes de coiffure. Leur démê-

loir laboure mollement la chevelure, la fait tantôt
ruisseler en ondulations soyeuses, tantôt en jette les
mèches à droite ou à gauche, les ramène en avant ou
en arrière, et trace sur la peau du crâne des lignes
d'une pureté irréprochable. Puis ces mèches, divisées
symétriquement, sont roulées en tire-bouchons élas-
tiques ou lissées en bandeaux à reflets chatoyants,
ou bien encore tressées en nattes savantes, et, avec
ces nattes, ils composent des grappes, des guirlandes,
d'admirables couronnes ! Oui, il faut l'avouer, ce peigne et ces mains, qui passent et repassent si délica-
tement dans les cheveux, font éprouver une sensation
qui a ses douceurs, et ensuite le plaisir d'être bien
coiffée épanouit les traits du visage et les illumine
d'un rayon de joie. — En vérité, un habile coiffeur,
qui proscrit le fer chaud et la bandoline de son art,
doit être regardé comme le conservateur de la chevelure, et l'on ne saurait trop souvent lui donner sa
tête à soigner.

C'est à vous particulièrement que s'adresse ce conseil, jeunes femmes, car, vous le savez mieux que
nous, une tête ornée de beaux cheveux et bien coiffée embellit les traits du visage et en fait oublier les
défauts.

CHAPITRE IV.

DES DIVERSES CAUSES DE LA CHUTE DES CHEVEUX.

Notre tâche étant d'écrire pour les gens du monde et de mettre la science à leur portée, nous énumérerons en quelques lignes les causes les plus fréquentes de la *chute des cheveux;* sobre de la terminologie scientifique, nous n'y aurons recours que dans les cas indispensables.

La chute des cheveux et des poils reconnaît plusieurs causes, les unes internes et les autres externes : les premières se lient à certaines maladies organiques, généralement graves, qui réagissent sympathiquement sur l'enveloppe cutanée, et qui amènent une congestion ou un appauvrissement de la circulation folliculaire ; les secondes dépendent de plusieurs affections légères ou profondes de la peau, telles que les sueurs immodérées, les leucopathies, les syphilides, l'éléphantiase, différentes espèces de lèpre, de teigne, de dartres, de gales et autres éruptions. Enfin, l'oubli des soins de propreté, les tiraillements des cheveux, les coups, les plaies, les blessures, et généralement tout ce qui peut léser le follicule pileux, soit directement, soit indirectement. On voit, d'après cette énumération, que le traitement de la chute des cheveux appartient également à la médecine interne et à la médecine externe. Dans la majorité des cas de chute de cheveux par cause locale, le remède existe dans les applications externes ; c'est ce que nous aurons bientôt occasion de démontrer.

ALOPÉCIE. — CALVITIE.

La maladie du système pileux, caractérisée par la chute, a reçu les noms scientifiques d'*alopécie* et de *calvitie*. Sans nous occuper des discussions scolastiques auxquelles ces deux mots ont donné lieu, nous adopterons une définition claire, basée sur le sens étymologique.

Alopécie signifie chute générale ou partielle des cheveux et des poils des diverses régions du corps, par analogie avec une maladie du renard (en grec *alôpex*) pendant laquelle son poil tombe en totalité ou en partie.

Calvitie (du latin *calvus*, chauve) désigne spécialement la chute des cheveux, à l'exclusion de celle des poils du corps.

4.

Ainsi, dans l'alopécie, la chute des poils du corps entier, ou d'une partie du corps, a lieu en même temps que celle des cheveux, tandis que, dans la calvitie, la chute n'atteint que les cheveux et ne s'étend pas aux poils. Selon les observations des médecins les plus illustres, les causes de l'alopécie sont : un état cacochyme ; une maladie aiguë ou chronique se prolongeant indéfiniment et débilitant la constitution ; le scorbut, la syphilis, les abus vénériens, les passions tristes et les fatigues morales ; enfin toutes les affections qui attaquent l'énergie vitale, et à la suite desquelles la circulation languit et cesse de fournir l'aliment nécessaire au système pileux. Dans quelques cas particuliers, la calvitie peut bien être produite par une des causes générales que nous venons d'énumérer, mais elle est due le plus ordinairement à des causes locales. Aussi, comme l'ont fait observer de judicieux praticiens, l'alopécie nécessite toujours un traitement général ; la calvitie, au contraire, n'exige, dans la plupart des cas, qu'un traitement local.

L'alopécie et la calvitie ne sont point des maladies, mais bien des symptômes de maladies locales ou générales.

Une tête chauve ou partiellement dépilée fut, de tous temps, regardée comme une imperfection qu'on chercha toujours à combattre ou à dissimuler. La *calvitie* était une honte chez les anciens peuples : les enfants de Lacédémone brocardaient les hommes

chauves, et les Romains leur jetaient la honte. César,
Domitien et Vespasien, cachaient leur calvitie sous
une couronne de lauriers. Plusieurs autres empereurs
se servirent de perruques. La chute des cheveux était
un si grand malheur pour les dames romaines,
qu'elles imploraient les dieux et leur apportaient de
riches offrandes, pour en obtenir la guérison ; leur
espoir étant déçu, elles manifestaient leur profonde
douleur par cette exclamation : *Hélas! hélas! j'ai
perdu le droit de me peigner.* Un poëte latin fait très-
bien connaître l'opinion de son temps sur les têtes
chauves, dans un distique dont voici la traduction :

*Honteux est le troupeau tondu; honteux est le pré
fauché; honteux sont les arbres sans feuillages et les
têtes sans cheveux.*

Si de nos jours on ne lardonne pas aussi ouverte-
ment les personnes chauves, on n'en chuchote pas
moins à leur désavantage, et une calvitie commençante a refroidi bien des amants, a fait manquer bien
des mariages. Du reste, à en juger par l'immense
consommation de toupets et de perruques, par le
soin que mettent les hommes et les femmes à cacher
les places chauves sous les cheveux qui restent, on
doit croire que, si la calvitie n'est pas une honte, elle
est du moins une grave imperfection, une cruelle
disgrâce.

L'art connaît-il des moyens pour récapiliser les
crânes chauves? Oui. Nous ne craignons pas de ré-

pondre affirmativement; mais ces moyens doivent
être logiques, c'est-à-dire découler d'une connaissance
parfaite de l'anatomie, de la physiologie des cheveux
et des agents thérapeutiques, connaissance qui fait
défaut à cette foule d'industriels qui noircissent les
journaux de leurs annonces. Oui, hormis les cas exceptionnels de destruction, de paralysie des follicules
pileux, et les calvities conséquence fatale de l'âge, il
est possible de régénérer les cheveux perdus ; au chapitre *trikogénie* le lecteur en acquerra la preuve.

Selon les causes qui la développent, la calvitie peut
être grave ou légère, lente ou rapide, partielle ou
très-étendue.

Les calvities légères cèdent facilement au traitement le plus simple et aux soins hygiéniques.

Les calvities graves, celles qui dépendent d'une altération profonde du cuir chevelu et des follicules,
d'un virus, d'une paralysie cutanée, etc., exigent une
médication éclairée et toute spéciale.

Calvitie partielle. — Elle affecte ordinairement le *sinciput* ou portion supérieure de la tête ; on
lui a donné aussi le nom de *pelade*. Les individus qui
font de trop fréquents voyages à Cythère, ou de trop
copieuses libations à Bacchus, y sont particulièrement
exposés. Les personnes dont le cuir chevelu, très-
gras, fournit d'abondantes pellicules et des sueurs copieuses, deviennent généralement chauves de bonne
heure, si elles apportent de la négligence dans le net-

toyage et les soins hygiéniques à donner à leurs cheveux. Les sujets qui ont le cuir chevelu maigre et les cheveux secs deviennent également chauves, si la peau n'est pas nourrie et entretenue par les moyens que nous avons indiqués à l'article *cheveux secs.*

L'air est aussi essentiel à la vie des cheveux qu'à celle des végétaux. Peut-être doit-on attribuer la persistance des cheveux de la nuque et du pourtour de la tête à ce qu'ils sont plus aérés, dans ce sens qu'ils ne sont point recouverts par les diverses coiffures. Les militaires, surtout ceux qui portent le casque, deviennent chauves de très-bonne heure, et cette calvitie provient de ce que l'air n'est point suffisamment renouvelé et ne circule pas assez librement dans les cheveux.

Calvitie presque totale. — Le dépouillement total de la tête n'a lieu que dans l'alopécie, affection qui s'étend à tout système pileux ; mais la calvitie partielle, dont nous venons de parler, peut faire des progrès, et occasionner la chute de tous les cheveux, à l'exception des mèches de la nuque et des côtés de la tête qui, marchant sans interruption d'une tempe à l'autre, forment une demi-couronne. C'est ce que nous appelons calvitie presque totale. Il est à remarquer que, même chez les vieillards, cette demi-couronne de cheveux subsiste jusqu'à la mort, parce que, les tempes et la nuque étant moins sujettes au frottement, les bulbes pileux ont eu moins à souffrir.

Dans l'espèce de calvitie qui nous occupe, le sommet de la tête entièrement dépouillé, sur une étendue plus ou moins large, offre l'aspect d'un genou. Les follicules et les bulbes comprimés dans l'épaisseur du derme se trouvent dans un état atonique ou de langueur, et, en supposant même que le bulbe stimulé cherchât à pousser au dehors la jeune tige d'un cheveu, la peau lisse et durcie du crâne se refuserait à le laisser sortir ; de même que le sol, recouvert d'une croûte épaisse et dure, retient prisonnière la plante herbacée qui cherche vainement à percer cette croûte. Les émollients d'abord, puis les excitants, les toniques, sont les remèdes naturels de cette espèce de calvitie ; aussi, voyons-nous presque toutes les pommades régénératrices contenir des substances très-excitantes. Malheureusement la plupart de ceux qui les emploient ne sont point aptes à discerner les cas où elles conviennent et les appliquent indistinctement à toutes les espèces de calvities, d'où il résulte que, presque toujours, l'effet de ces pommades est nul et parfois nuisible.

La chute des cheveux n'entraîne presque jamais la destruction du follicule ou matrice, hormis le cas de blessure ou d'ulcérations profondes : la tige du cheveu desséchée tombe, emportant avec elle la pellicule épidermique dont sa base est entourée, mais le follicule reste intact dans l'épaisseur de la peau et conserve sa faculté de reproduire un nouveau cheveu. La dissection des sujets complétement chauves depuis longues années a fait voir très-distinctement, dans les lambeaux du cuir chevelu, tous les follicules pileux pressés les uns contre les autres et nullement détruits. Chez certains sujets chauves, les follicules se trouvaient languissants et comme atrophiés; chez le plus grand nombre ils s'offraient dans leur état normal avec leurs bulbes pourvus de racines, mais dont la tige, à l'état de duvet, ne pouvait percer l'épiderme durci et poli du crâne. — La calvitie causée par la vieillesse ou par la destruction des follicules n'a point de remède. Le germe étant la condition nécessaire de toute végétation, il serait absurde de croire qu'il peut pousser des cheveux sur un crâne qui n'en possède plus les éléments.

DISTINCTION DES DIVERSES CALVITIES EN DEUX CLASSES.

Pour procéder avec méthode dans l'étude de la calvitie, et surtout pour être clair et concis, nous scinderons le *genre* calvitie, c'est-à-dire toutes les maladies occasionnant la chute des cheveux, en deux classes, et chaque classe aura ses variétés, ses nuances. Cette classification, basée sur les caractères et symptômes des diverses affections du cuir chevelu, offre l'immense avantage d'éviter tout embarras dans le diagnostic et le choix du traitement.

Première classe. — Elle embrasse toutes les variétés de chutes de cheveux causées par les diverses affections du cuir chevelu indiquées dans notre *tableau simplifié* et décrites à la page 79, ainsi que les calvities accidentelles survenant à la suite de maladies graves dont la convalescence est longue et difficile.

Deuxième classe. — Elle comprend toutes les chutes de cheveux dépendant de causes peu ou point appréciables, sans altération du cuir chevelu et coïncidant avec un état parfait de santé.

Le lecteur ne trouvera dans aucun ouvrage une classification aussi simple, aussi claire; car, on est forcé de le dire, presque tous les auteurs qui ont écrit sur les maladies de la peau et du cuir chevelu ont préféré être diffus, prolixes, incompris en faisant de l'érudition, plutôt que d'être simples, clairs et compris de tout le monde, ce qui eût été beaucoup plus utile. Ils ont tellement multiplié les affections cutanées, tellement divisé en familles, genres, espèces, groupes, classes, etc., tellement compliqué et enchevêtré les caractères, signes et symptômes, qu'au milieu de cette multitude de noms grecs, latins ou arabes, il est difficile de s'y reconnaître. Or, les auteurs de ces gros volumes peuvent passer pour très-érudits, sans doute, mais il arrive qu'à force de vouloir distinguer, catégoriser, grouper, préciser, innover, subtiliser, ils augmentent toujours les difficultés, au lieu de les aplanir, et le lecteur, égaré dans ce profond dédale, n'atteint jamais le but désiré.

Pour donner une légère idée des complications qui embarrassent, même les adeptes de la science, dans l'étude des maladies du cuir chevelu, et qui retardent les progrès du traitement, nous exposerons le tableau résumé et considérablement raccourci de ces affections longuement décrites dans les ouvrages *nosographiques* auxquels nous les empruntons.

TABLEAU GÉNÉRAL

DES DIVERSES AFFECTIONS QUI ATTAQUENT LE CUIR CHEVELU ET CAUSENT LE PLUS SOUVENT LA CHUTE DES CHEVEUX.

Meliceria. — Trichoma — achores — area — ophiasis — favus — squarus tondens — tinea — porrigo larvalis, scutulata, lupinosa, favosa, furfuracea — vitiligo — morphea, — albaras alba, etc.

Eczema. — Porrigo madens — tinea amedosa, corrosiva — teigne amiantacée, muqueuse, porrigineuse — porrigine furfureuse, etc.

Achores. — Tinea — tinea muciflua, mucosa — gourmes — rache — impetigo — porrigo, etc.

Impetigo. — Tinea crustacea, granulata — achore lactumineux — porrigine granulée, faveuse — impetigo larvalis, furfurosa, lupinosa — gourmes, croûtes de lait, galons, etc.

5

Porrigo. — Favus — tinea furfurans, decalvans — trichoma — achores — acnée, etc.

Psoriasis. — Tinea lupinosa, synamosa, furfurosa — herpès furfureux, circinné — lèpre vulgaire — psoriasis capitis, etc.

Pityriasis. — Furfures — squames — tinea furfurosa, squamosa — teigne porrigineuse — porrigine furfuracée, etc.

Herpes. — Area — ophiasis — area vesiculata — porrigo scutulata — teigne tondante — herpès tonsurant — porrigine tonsurante, etc.

Favus. — Tinea vera — tinea favosa, lupinosa, furfurans — porrigine faveuse, teigne, etc.

Vitiligo. — Achrome — tache tonsurante — leucopathie — morphée — canitie, etc.

Plique. — Cirragra — trichoma — acnea sebacea — koltun — rhopalosis, etc.

Si l'on examine attentivement ce tableau embarrassé de répétitions, de synonymes ou d'analogues, selon le caprice du nosographe, on comprend qu'il est difficile de classer dans sa mémoire cette foule de pléonasmes imposés par quelques professeurs, et qu'il est encore plus difficile d'établir un diagnostic sûr. Et, en effet, on voit tous les jours plusieurs médecins, appelés à donner leur avis sur une maladie du cuir chevelu, être complétement en désaccord. Celui-ci se prononce pour un *impetigo*; celui-là pour un *porrigo*;

cet autre affirme que c'est un *favus*. Pendant cette divergence d'opinions, les cheveux tombent et souvent ne repoussent plus.

Il serait si facile, cependant, de simplifier ces classifications, qui ne sont d'aucune utilité pour le traitement, et de réduire à quelques-unes cette longue liste de maladies ! C'est ce que nous croyons avoir clairement démontré, en quelques pages, dans l'*Hygiène du visage et de la peau*, 3ᵉ édit. (Voyez cet ouvrage.)

Loin de nous la pensée de faire la critique des termes que l'art emploie pour préciser ses découvertes, ses moyens ; nous savons très-bien que chaque art, chaque science, possède son glossaire et ses expressions techniques ; seulement, nous pensons que, lorsqu'un terme, reconnu exact, est adopté par l'usage, il est parfaitement inutile de lui chercher des synonymes et surtout de les multiplier ; car, alors, c'est obscurcir la question au lieu de l'éclairer, c'est l'embrouiller au lieu de l'offrir au lecteur simple et nette. Or, le tableau des maladies du cuir chevelu peut être réduit aux proportions suivantes :

TABLEAU SIMPLIFIÉ.

Eczema. — Éruption vésiculeuse, plus ou moins humide, qui produit en se desséchant des squames ou petites écailles blanchâtres.

Impetigo. — Éruption pustuleuse qui, à sa période de dessiccation, fournit des squasmes jaunâtres. Cette affection est particulière à l'enfance sous les noms de *gourmes*, de *croûtes de lait*. — *Galons*.

Psoriasis, ou *Gale de la tête*. — Éruption furfuracée, d'un blanc amiantacé, accompagnée de démangeaisons très-vives (contagieux).

Herpes tonsurans, ou *Dartre du cuir chevelu*. — Éruption farineuse, disséminée par plaques irrégulières, et rendant la partie complétement chauve (contagieux).

Favus, ou *Teigne*. — Éruption croûteuse, affectant la forme de godets, d'une couleur jaunâtre. Le favus est, de toutes les affections du cuir chevelu, la plus tenace, la plus difficile à guérir (contagieux).

Vitiligo, **Leucopathie**, **Canitie**, ou *Maladie blanche*. — Plaques lisses, unies, blanchâtres, tantôt chauves et tantôt recouvertes d'une végétation pâle ou entièrement décolorée. On a pensé que cette affection provenait directement d'une décoloration de la peau, par défaut de sécrétion de l'humeur nommée pigment, ou matière colorante.

Syphilides. — Éruption pustuleuse reconnaissant pour cause une infection syphilitique.

CHAPITRE V.

OU HISTOIRE DES MALADIES PORTÉES AU TABLEAU SIMPLIFIÉ, ET CONSIDÉRÉES COMME CAUSES DIRECTES OU ÉLOIGNÉES DES CALVITIES DE LA PREMIÈRE CLASSE.

Eczéma.—Cette affection se manifeste sous deux formes distinctes, l'une sèche, l'autre humide.

L'**Eczéma** *humide* a son siége dans les glandes et vaisseaux *sudoripares :* c'est une irritation ou une inflammation de ces organes qui produit une sécrétion de sérosité claire, transparente, et quelquefois d'une telle abondance, que les cheveux en sont baignés. Lorsque cette sécrétion séreuse persiste longtemps, l'humidité constante dans laquelle se trouvent les cheveux finit par les altérer et par occasionner leur chute. Lorsque la sécrétion se tarit, les vésicules eczémateuses ne tardent pas à se dessécher et à tomber sous forme de pellicules blanchâtres. Souvent la dessiccation n'a lieu que pour les vésicules superficielles : il en naît d'autres au-dessous qui remplacent les premières et entretiennent la maladie. — Passé à l'état chronique, l'eczéma se complique ordinairement de l'irritation des glandes mucipares, et la peau se couvre alors de pellicules lamelleuses, minces et jaunâtres.

Eczéma *sec, squameux*. — Cette variété de l'eczéma succède presque toujours à la forme humide, et en est, pour ainsi dire, la terminaison. Le cuir chevelu est couvert de squames ou écailles blanchâtres très-minces et peu adhérentes à la peau, excepté aux tempes et au-dessus des oreilles, où elles cachent des places humides. Le sujet éprouve de vives démangeaisons qu'il satisfait en se grattant ; alors les squames se détachent, tombent et découvrent des portions de peau irritées d'où s'échappe un léger suintement d'humeur transparente. Cette forme de l'eczéma produit quelquefois une telle abondance de pellicules, que les cheveux en sont comme poudrés. L'eczéma négligé est une des causes les plus communes de calvitie. Le professeur Alibert lui avait donné le nom de *Porrigine furfuracée*.

Traitement.— L'eczéma humide cède ordinairement aux lotions émollientes employées pendant la période inflammatoire. Le traitement se termine par des lotions alcalines, avec deux ou trois grammes de sous-carbonate de soude dans quarante grammes d'eau, et mieux avec la *lotion détersive* coupée d'une ou deux fois son volume d'eau.

L'**Eczéma** *sec, squameux,* se guérit au moyen de lavages d'eau savonneuse ou ammoniacale avec addition d'un gramme de carbonate de soude pour cent vingt-cinq grammes d'eau. Lorsqu'il résiste à ces lotions, on emploie la pommade citrine ou la pommade de Biett, ainsi composée :

Turbith minéral. . . .	4 grammes.
Soufre sublimé.	8 —
Cérat simple.	50 —

Tout en reconnaissant les bons effets de cette pommade, nous devons à la vérité de dire qu'elle nous a été souvent infidèle, tandis que nous avons toujours réussi avec le traitement suivant :

Lavez d'abord la tête avec une éponge trempée dans la *lotion détersive* indiquée au Formulaire de cet ouvrage. Après avoir bien nettoyé et séché le cuir chevelu, versez dans un vase parties égales d'eau de rivière filtrée et de la *lotion sulfureuse*, également indiquée au Formulaire. Trempez l'éponge dans ce mélange et bassinez le cuir chevelu aux endroits eczémateux ; laissez agir pendant quinze à vingt minutes, puis essuyez la tête et séchez les cheveux au moyen de serviettes mûres. — Trois ou quatre opérations semblables suffisent pour guérir complétement l'affection dont nous venons de tracer l'histoire.

Impétigo. — Cette affection se manifeste aussi sous la forme sèche et sous la forme humide.

Impétigo *humide*.—L'impétigo a son siége dans les glandes mucipares ou corps muqueux de la peau. Il débute par une irritation du cuir chevelu suivie de suintement ; bientôt après se développent des pustules croûteuses, flavescentes, ayant quelques rapports avec celles de la teigne muqueuse, avec laquelle on l'a souvent confondu.

Dans l'**Impétigo** *sec*, les pustules remplies d'une humeur jaunâtre se vident promptement et se couvrent d'une croûte sèche, granulée, très-tenace. Les croûtes impétigineuses acquièrent quelquefois une grande dureté, et on éprouve beaucoup de difficulté à les détacher. C'est sous ces croûtes que se développent, chez les enfants négligés, malpropres, ces myriades pédiculaires qui font éprouver d'intolérables démangeaisons et entretiennent la maladie.

Traitement. — Ici, comme dans l'eczéma et presque toutes les affections dermiques, le traitement se compose d'émollients, de calmants, pendant la période inflammatoire, et de lotions, de pommades alcalines et détersives, lorsque l'irritation a disparu.—Les lotions sulfureuses, l'eau de Baréges, d'Enghien, l'hyposulfite de soude, le chlorure de calcium, etc., sont employés dans le traitement de l'impétigo chronique. — Le traitement qui nous a le mieux réussi, dans les cas de chronicité, est un lavage du cuir chevelu avec l'*alcoolé savonneux* du Formulaire, suivi de l'application de la lotion sulfureuse. Trois ou quatre applications semblables combattent et détruisent l'impétigo le plus rebelle.

Psoriasis, Pityriasis. — Deux affections offrant, à peu de différences près, les mêmes symptômes, et se guérissant par le même traitement. La manie des classifications, des distinctions, de créer du nouveau, a seule donné le jour à l'un de ces deux mots. Au lieu d'embarrasser l'art dermatoïatrique, déjà si difficile, n'eût-il pas mieux valu dire que le pityriasis était une variété du psoriasis ?

L'affection psoriasique est caractérisée par des taches squameuses, confluentes, plus ou moins étendues et fournissant, par la desquamation, une poussière écailleuse tantôt blanchâtre, tantôt jaunâtre. Cette maladie n'est point particulière au cuir chevelu, elle peut envahir diverses régions du corps. La peau que recouvrent les taches squameuses est rouge, on y éprouve d'assez vives démangeaisons qui forcent à gratter ; les écailles enlevées par les ongles laissent à découvert des surfaces irritées qui transsudent une humeur muqueuse, puisque c'est dans les glandes et canaux *mucipares* que siége le psoriasis.

Les débuts du psoriasis sont latents ; on n'y prête d'abord aucune attention : au bout d'un certain temps, l'épiderme se desquame sous forme de crasse visqueuse, chez les enfants, et de pellicules onctueuses chez les adultes. Il faut alors se hâter d'arrêter la maladie, car, si on la laisse marcher, elle envahit non-

5.

seulement la peau du crâne, mais encore celle du front, des tempes et de la nuque : une abondante desquamation a lieu, les cheveux se couvrent de pellicules, tombent, et la chute devient de plus en plus inquiétante, si on n'y porte un prompt remède. Le malheur, dans cette maladie, c'est qu'on fait usage d'eaux, de pommades, de spécifiques prônés dans les annonces de journaux, et la chute empire au lieu de s'arrêter. Les personnes sages devraient bien se tenir en garde contre les annonces, prospectus, etc., et, avant de se servir du prétendu spécifique, s'informer de la valeur scientifique de son auteur.

Quelquefois, le psoriasis semble s'arrêter tout à coup de lui-même, et recommence de plus belle, au bout d'un mois. A cette seconde apparition, la chevelure, considérablement éclaircie, fait craindre une dénudation complète de certaines places plus maltraitées que les autres. C'est surtout aux endroits des *raies* et derrière les oreilles que la calvitie porte ses ravages ; on aurait pu la prévenir en consultant un médecin ; malheureusement, ce n'est qu'à la dernière extrémité qu'on y a recours, et lorsque la calvitie ne laisse plus d'espoir de guérison.

Traitement. — Quoique le psoriasis et ses variétés coïncident avec un parfait état de santé et qu'il n'entraîne point une calvitie incurable, il n'est pas moins très-affligeant pour les femmes de voir se dégarnir leur belle chevelure et d'attendre de longues années avant qu'elle ne repousse, et jamais aussi touffue qu'auparavant.

Le traitement interne de cette affection n'est nécessaire que lorsqu'elle dépend elle-même d'une maladie interne. Ainsi, lorsque, chez les femmes, le psoriasis dépend d'une *dysménorrhée*, c'est-à-dire d'une irrégularité ou d'une suppression menstruelle, il faut rétablir cette évacuation dans son cours normal habituel; si le psoriasis est entretenu par un afflux de sang à la tête, par des céphalalgies, il faut combattre ces symptômes, etc., etc.

Le traitement *externe* se résume dans les topiques émollients, lorsqu'il y a rougeur et inflammation de la peau; dans les alcalins et les détersifs, lorsque la maladie est passée à l'état chronique, et que le cuir chevelu est exempt de toute sensibilité douloureuse.

Nous nous sommes servi avec succès, dans le psoriasis chronique, de la *lotion sulfureuse* du Formulaire, après avoir préalablement lavé et nettoyé la tête avec l'*alcoolé savonneux*. Cette lotion doit être employée cinq ou six fois en laissant un jour d'intervalle entre chaque application; si, comme nous l'avons dit plus haut, le psoriasis s'arrêtait pendant un certain temps, et reparaissait de nouveau, il serait nécessaire de revenir au même traitement.

Herpes tonsurans, Porrigo decalvans, et mieux, **Tache tonsurante**. — Cette affection, éminemment contagieuse, a été rangée, par

les auteurs, dans la famille des dartres furfuracées
ou des teignes amiantacées ; elle débute par un
point isolé sur le cuir chevelu ; ce point, très-petit
d'abord, gagne, s'élargit, acquiert et dépasse la largeur d'une pièce de cinq francs. La surface de la
tache est de couleur grisâtre ou jaunâtre ; quelquefois
il s'y développe de petites vésicules éphémères, et
toujours elle se couvre de petites écailles qui tombent
et sont incessamment renouvelées. D'autres taches
semblables se développent à côté de la première et
peuvent se multiplier au point d'envahir la totalité du
cuir chevelu ; partout où la tache s'établit, la tonsure
est inévitable, mais momentanée, car les cheveux
repoussent après sa guérison. Cette affection offre
cela de particulier, que les taches suivent une marche
successive, c'est-à-dire que l'apparition des nouvelles
taches amène ordinairement la disparition des anciennes.

La tache tonsurante n'offre, le plus généralement,
aucun signe d'irritation superficielle, ni d'inflammation latente ; la desquamation épidermique et la tonsure pileuse qu'elle produit fatalement n'occasionnent
aucune douleur, et cependant elle est des plus désas-
treuses pour la chevelure ; elle n'abandonne un point
que pour envahir l'autre, et parcourt ainsi, sans trou-
bler la santé, la plus grande partie du cuir chevelu.

Depuis longtemps, cette singulière affection avait
attiré l'attention des médecins, sans qu'ils eussent

pu en déterminer la cause, lorsque le docteur Gruby, savant aussi modeste que distingué, fit connaître, en 1841, le fruit de ses recherches microscopiques, dans un Mémoire qu'il adressa à l'Institut de France.

Selon ce médecin, la dartre ou tache tonsurante est spécialement due à la présence d'une plante crypto-game de la famille des champignons, qui s'attache au cuir chevelu, s'y développe, s'y multiplie, étrangle le cheveu et occasionne sa chute. Les travaux de Mül-ler, de Julius Vogel, Lebert. Remack, Kutzing, Ben-nett et plusieurs autres, confirment la découverte du docteur Gruby, et assignent la même cause à plu-sieurs espèces de dartres, de teignes et autres der-matoses. Cette plante parasite entoure la base du cheveu, et lui forme une gaîne végétale qui l'accom-pagne depuis sa sortie du cuir chevelu jusqu'à trois millimètres, et donne à la base du cheveu un aspect grisâtre. A mesure que les cheveux percent la peau du crâne, ils sont attaqués par le cryptogame, qui les étrangle et les fait bientôt tomber. Cette affection est contagieuse, soit par le transport de la plante, soit par celui de ses spores, ainsi que le prouvent plu-sieurs observations, et entre autres celles des doc-teurs Gillette et Dalmas. Ces médecins ont vu dans un collége de la capitale un enfant, atteint de *porrigo decalvans*, qui, en moins de quinze jours, contagionna huit à dix de ses camarades avec lesquels il jouait d'habitude. Très-probablement la tache tonsurante aurait porté ses ravages sur toutes les têtes du collége, si l'on n'eût pris le parti de séparer les enfants porrigineux.

En 1847, Charles Robin donna une monographie complète de ce cryptogame dans un ouvrage intitulé : *Des végétaux qui croissent sur l'homme et les animaux vivants*. Ce micrographe y démontre que le *mycoderme*, ou végétal de la teigne, est composé de trois cléments : 1° le *mycelium*, formé de tubes cylindriques, fourchus, cloisonnés, ayant quatre millimètres de diamètre ; 2° les *réceptacles* ou sporanges ; 3° les *spores* affectant la forme ronde ou ovale, et garnies d'une poussière très-fine à leur centre.

Traitement. — Le docteur Casenave, qui s'est occupé spécialement des maladies du cuir chevelu, dit que, toutes les fois qu'il y a irritation dans la maladie qui nous occupe, on doit donner la préférence aux topiques adoucissants. Mais, quand la période inflammatoire est passée, si toutefois elle a existé, on peut avoir recours aux infusions de roses de Provins, aux lotions alcalines, aux pommades de même nature. La pommade au goudron et le sulfure de chaux lui ont souvent réussi.

Sans nullement révoquer en doute l'existence de ce traitement, nous croyons avec plusieurs praticiens que la *tache tonsurante* doit être attaquée d'emblée par des topiques énergiques, afin de détruire le cryptogame sur-le-champ s'il est possible. Le traitement

suivant est presque toujours couronné d'une prompte
réussite.

Commencez par laver la tache avec la *lotion détersive* ou avec de l'eau créosotée; après l'avoir plusieurs
fois lotionnée avec l'une ou l'autre de ces préparations.
essuyez; puis trempez un pinceau dans une forte solution d'iodure-ioduré, et touchez la tache à diverses
reprises jusqu'à ce qu'elle soit colorée en brun-rouge,
et laissez agir sans essuyer; le lendemain, renouvelez
la même opération. Le cryptogame est ordinairement
détruit par ces deux applications. Cependant, si un
seul point de la tache n'avait pas été bien attaqué par
la solution iodurée, cela suffirait pour que le cryptogame recommençât à repousser; alors, il deviendrait
indispensable d'avoir recours à une troisième et même
quatrième opération.

Favus.—*Teigne*.—Cette maladie, qui est la plus
grave de toutes celles qui attaquent le cuir chevelu.
a son siége dans le conduit pileux et les cryptes sébacés qui entourent l'orifice externe de ce conduit.
L'affection étant inflammatoire, il y a hypersécrétion
de l'humeur sébacée, irritation plus ou moins vive du
conduit pileux. et cette irritation se propage aux tissus environnants. Le favus offre plusieurs variétés,
qui toutes se guérissent par le même traitement.

Le favus débute par l'irritation du conduit pileux,
ainsi que nous venons de le dire; on aperçoit des
points jaunâtres entourés d'un cercle rouge. au milieu

desquels le cheveu est pris. Ces points sont formés
d'une matière grasse qui bientôt se durcit et fait
croûte. En peu de temps, ces petites croûtes se dépri-
ment à leur centre et se creusent en godet ; puis elles
s'élèvent au-dessus du niveau de la peau, offrant un
rebord épais, irrégulier, blanchâtre. Dans la teigne
confluente, toutes ces petites croûtes se rapprochent,
se réunissent et finissent par former de larges croûtes
sur une grande étendue. Plus tard, ces croûtes se brisent ; leur détritus se répand de tous côtés en poussière, et dans les fentes on aperçoit la peau rouge,
suintante et exhalant une odeur nauséabonde. Tant que
le cheveu existe dans son entier, les croûtes tombées
se renouvellent ; lorsque les cheveux, altérés par la
maladie, tombent, l'ulcère favique, étant débarrassé
du corps étranger qui l'irritait, change d'aspect et
souvent se guérit.

Nous ne nous occuperons point ici des variétés du
favus : ces descriptions appartiennent aux ouvrages
de médecine ; mais nous dirons que, de tous les traitements préconisés contre la teigne, celui des frères
Mahon est resté comme le plus sûr et le meilleur. Le
gouvernement, dont le devoir est de récompenser les
inventeurs de découvertes utiles à l'humanité, aurait
dû acheter la formule de MM. Mahon, afin de la rendre publique ; cela n'ayant pas été fait, le *traitement
Mahon* est toujours resté secret, et les héritiers conti-
nuent de l'appliquer, même dans certains hôpitaux de

Paris et de la province, qui se sont empressés de leur ouvrir leurs portes.

Les frères Mahon, habiles praticiens, avaient observé que les cheveux sortant au milieu des croûtes faveuses étaient la principale cause qui entretenait et prolongeait la maladie; en détruisant cette cause, ils pensèrent que la cure des teignes serait moins longue, moins difficile, et le succès prouva qu'ils ne s'étaient pas trompés. Voici l'exposé du traitement curatif des frères Mahon, dont Rayer a rendu compte dans son traité des maladies de la peau.

« MM. Mahon commencent leur traitement par la coupe des cheveux à un pouce du cuir chevelu, afin de les faire tomber plus facilement; ils détachent ensuite les croûtes à l'aide de cataplasmes ou d'onctions faites avec l'axonge, puis lavent la tête avec de l'eau et du savon. Ces moyens sont répétés jusqu'à ce que le cuir chevelu soit entièrement nettoyé.

Alors commence le second temps du traitement, dont le but est l'arrachement des cheveux, sans douleur, sur les parties teigneuses. Tous les jours, on fait des onctions avec une *pommade épilatoire*, et, une fois par semaine, on saupoudre les points malades d'une *poudre épilatoire*. Les jours où l'on ne met pas de pommade, on peigne les cheveux avec un peigne fin, et ils s'arrachent sans efforts ni douleur. Ce traitement doit être continué plus ou moins longtemps, selon la gravité de la maladie : il peut durer de deux à trois mois. Vers le milieu du traitement, on remplace la première pommade épilatoire par une autre plus active dont on fait usage pendant quinze à vingt-cinq jours. Après cela, on ne fait plus usage de cette pommade que deux fois par semaine. Les cheveux doivent être peignés, ainsi qu'on l'a dit plus haut, les jours où l'on ne pratique pas les onctions avec la pommade, afin de détacher les cheveux et de les empêcher de repousser jusqu'à ce que les plaques teigneuses soient détergées et guéries.

Pour remplacer la pommade Mahon qui est restée secrète, M. Petel, de Louviers, a proposé la pommade suivante qui, selon lui, atteint le même but.

POMMADE ÉPILATOIRE.

Soude du commerce. . .   60 centigrammes.
Chaux éteinte. . . . .   4 grammes.
Axonge fraîche.   120   —

POUDRE ÉPILATOIRE.

Chaux vive. . . . . .   120 grammes.
Charbon pulvérisé. . . .   8   —

Opérez le mélange dans un mortier.

Ainsi qu'on vient de le voir, la première condition du traitement de la teigne consiste à faire tomber les croûtes au moyen de cataplasmes émollients, puis d'appliquer une pâte ou une poudre dépilatoire afin

d'opérer la destruction des cheveux et de s'opposer
à ce qu'ils repoussent pendant toute la période du
traitement. Or, quoique le procédé Mahon soit resté
secret, on peut obtenir et l'on obtient chaque jour la
guérison de cette maladie au moyen d'un autre dépilatoire, celui-ci par exemple :

> Sulphydrate de soude. . . 6 grammes.
> Chaux éteinte. . . . . . 4 —
> Amidon en poudre. . . . 2 —
> Eau filtrée autant qu'il en faut pour former pâte.

Les cheveux sont ensuite saisis à la sortie de leurs
conduits et arrachés sans effort soit avec les pinces,
soit avec des bandelettes enduites de gomme ammoniaque. On fait ensuite, pour déterger les petites plaies
qui ont été laissées à nu par la chute des croûtes, des
lotions avec l'iodure de soufre ou le protoiodure de
mercure. Sous l'influence de ce traitement, l'affection
faveuse ou teigneuse ne tarde pas à se dissiper, le
cuir chevelu reprend sa santé première, et les cheveux perdus repoussent en peu de temps.

Vitiligo, *maladie blanche*. — Cette affection est
caractérisée par une décoloration de la peau, par
taches ou plaques irrégulières, se rapprochant plus ou
moins de la forme ronde. Les cheveux et poils qui
existent sur la tache ou tombent ou sont décolorés,
mais le plus souvent ils tombent, la tache devient lisse,
prend une couleur jaunâtre ou rougeâtre ; plus tard,

de petits poils blancs, très-frêles, remplacent ceux qui sont tombés.

Le siége du vitiligo est placé dans l'humeur pigmentaire de la peau ; le défaut de sécrétion ou la décoloration partielle de cette humeur produit nécessairement la tache blafarde qu'on aperçoit à travers l'épiderme. Mais pourquoi les cheveux qui puisent leurs sucs nutritifs dans le tissu cellulaire sont-ils frappés de décoloration en même temps que la matière colorante de la peau? C'est probablement parce qu'il existe entre l'une et l'autre des sympathies que la science n'a encore pu définir. Quoi qu'il en soit, le vitiligo entraîne toujours ou la chute du poil ou sa décoloration.

Traitement. — La cause de la décoloration pileuse étant inconnue, il restait aux tâtonnements de l'expérimentateur la découverte des moyens propres à combattre le vitiligo. Ces moyens sont l'application de topiques excitants, irritants même, afin de rappeler la sécrétion du pigment diminuée ou tarie, et de la ramener à sa couleur primitive. Voyez au chapitre vii l'histoire physiologique de la canitie et les remèdes employés pour la combattre.

Nous nous abstiendrons de parler ici de la chute des cheveux par cause d'*infection syphilitique*. Cette maladie, étant de nature particulière, exige un traitement interne et externe dirigé par des médecins spéciaux.

CALVITIE PAR SUITE DE MALADIES GRAVES.

On sait que, pendant les maladies graves, les longues convalescences, les grossesses contrariées, les accouchements laborieux, l'époque d'une puberté difficile à s'établir, etc., etc., le cuir chevelu participe à l'état général de faiblesse. Alors les cheveux perdent leurs reflets, deviennent ternes, secs, cassants, douloureux, et restent par poignées entre les dents du démêloir. La nature pourrait, à la longue, réparer ce désastre de la chevelure; mais, l'art venant à son secours, la réparation est beaucoup plus prompte, plus complète. Cette calvitie, qui cause tant de chagrin aux jeunes femmes, et qui les force souvent à faire raser leurs cheveux, ne les aurait point frappées si les soins hygiéniques qu'exige la chevelure, en pareilles circonstances, n'eussent pas été négligés. Or, pendant les maladies qui forcent à avoir la tête incessamment appuyée sur un oreiller, il faut, dès le principe, peigner soigneusement les cheveux, les isoler par mèches et en former des nattes, qu'on enroulera autour de la tête. Sans cette précaution, les cheveux se tortillent, s'enmêlent d'une façon inextricable, à tel point que le démêloir ne peut y pénétrer sans faire éprouver de vives douleurs, et sans que des poignées de cheveux ne soient arrachées. Ces accidents n'arri-

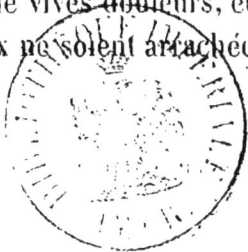

vent point lorsqu'on a pris les sages précautions que nous venons d'indiquer.

DESCRIPTION

DES AFFECTIONS PAR CAUSE PEU OU POINT APPRÉCIABLE QUI OCCASIONNENT LES CALVITIES DE LA DEUXIÈME CLASSE.

ADIPOTRIKIE

CHEVEUX ET CUIR CHEVELU GRAS.

La cause qui rend les cheveux gras est attribuée à l'abondante sécrétion des glandes sébacées et sudoripares, baignant incessamment la base du cheveu et déposant sur sa tige un enduit graisseux. La peau des têtes grasses fournit généralement une grande quantité de pellicules ou petites écailles épidermiques blanchâtres, dont une partie se détache et poudre les cheveux, tandis que l'autre partie forme une crasse onctueuse, tenace, qui entretient l'*adipotrikie*, ou graisse des cheveux. Le cuir chevelu trop gras, l'hypersécrétion des cryptes sébacés qui entourent le cheveu à sa sortie de la peau, des sueurs trop abondantes et continuelles, sont des causes très-fréquentes de calvitie. Le cuir chevelu n'est nullement douloureux, aucun signe n'indique la moindre altération ; sa surface est blanche, nette, et cependant les cheveux tombent et ne repoussent pas. Évidemment, le travail de la chute s'opère dans l'intérieur de la peau : le bulbe, recevant incessamment une quantité de sucs nutritifs surabondante et outrepassant ses forces assimilatrices, languit et meurt comme une plante étouffée par l'excès d'engrais.

Traitement hygiénique. — Les personnes prédisposées à cette espèce de calvitie doivent, pour la prévenir, multiplier les soins de propreté de la chevelure; rejeter toute sorte d'huile ou de pommade, se dégraisser plusieurs fois par mois, surtout en été, le cuir chevelu avec la *lotion détersive* indiquée au Formulaire : c'est le seul moyen de se préserver d'une calvitie précoce. Cette lotion a la propriété de nettoyer parfaitement la peau et les cheveux, de modérer les sueurs et de tonifier la peau.

Il est beaucoup de personnes qui n'osent se laver la tête, dans la crainte de voir tomber leurs cheveux ou d'être affectées de maux d'yeux, de dents, etc. ; cette croyance est aussi préjudiciable à la beauté et à la propreté que celle dont sont victimes quelques femmes qui proscrivent l'eau de la toilette du visage, et lui substituent des cold-cream ou autres préparations analogues, dans le but de conserver la fraicheur de leur peau. Cette croyance, disons-nous, est une pitoyable absurdité et doit être rejetée comme telle. En effet, les chimistes de toutes les époques se sont accordés à reconnaître que l'eau est le grand dissolvant de la nature, et nous pensons avec eux que l'eau simple, en servant de véhicule à des substances philodermiques, est indispensable à la propreté de toutes les parties du corps, sans exception. L'eau est aussi nécessaire à l'entretien de la souplesse et de la fraîcheur de la peau qu'elle l'est à calmer la soif.

Aux personnes imbues du préjugé que le lavage ou le dégraissage du cuir chevelu est nuisible à la chevelure, nous dirons que ce nettoyage est à la peau du crâne ce qu'est le bain au reste du corps ; qu'il est favorable aux fonctions du cuir chevelu, à la vitalité des cheveux, et qu'il prémunit contre les calvities qui pourraient le frapper. Ce n'est donc point le lavage qui est nuisible, c'est l'humidité qu'on laisse à la base des cheveux, lorsqu'on oublie d'en opérer la parfaite dessiccation. Qu'on reste bien persuadé qu'une tête lavée et dégraissée de temps en temps offre une chevelure plus belle et plus vigoureuse que celle qui est privée de ces soins de propreté.

XÉROTRIKIE.

CHEVEUX SECS, CUIR CHEVELU MAIGRE.

Cette affection, qui précède assez souvent la chute des cheveux, est due soit à l'amaigrissement de la peau crânienne, qui ne fournit qu'insuffisamment aux cheveux les sucs nourriciers nécessaires, soit à une maladie du bulbe, qui cesse de pomper ces sucs et de les transmettre à la tige ; soit enfin au défaut de sécrétion des petites cryptes sébacées qui entourent la base du cheveu, et dont l'humeur sert à lubrifier la tige. Ces diverses altérations peuvent être locales ou dépendre d'une maladie interne. L'atonie de la peau s'étend au follicule pileux, qui perd peu à peu sa vitalité ; la fonction absorbante et nutritive du cheveu, dont les racines du bulbe sont l'instrument, languit de plus en plus, et, lorsque les sucs nourriciers cessent d'arriver en quantité suffisante à la tige du cheveu, celle-ci se dessèche et tombe.

Traitement. — On commencera par laver et nettoyer le cuir chevelu avec l'*alcoolé savonneux*, afin de favoriser ses fonctions exhalantes et absorbantes. Ce nettoyage a aussi pour but de porter une légère excitation dans les cryptes et follicules de la peau. Le nettoyage et la dessiccation opérés, on procédera, le soir, aux onctions et frictions avec la *pommade souveraine contre la chute*. Pour pratiquer ces onctions, on prend un peu de pommade avec le bout des doigts, on la fait entrer dans les cheveux, et l'on frictionne la peau durant quelques minutes. Lorsque le cuir chevelu est parfaitement oint, on coiffe un serre-tête de toile gommée, afin de favoriser, pendant la nuit, l'absorption de la pommade. On renouvelle pendant trois jours la même opération, en ayant soin chaque fois de bien peigner et brosser la tête afin d'enlever l'enduit graisseux dont la peau a été recouverte par les onctions de la veille. Le quatrième jour, on pratique un nettoyage, comme la première fois, avec l'*alcoolé savonneux*, et l'on recontinue les onctions. Huit jours de ce petit traitement suffisent pour arrêter la chute des cheveux.

Ce traitement local sera plus efficace encore si on lui adjoint, pendant quelques semaines, une alimentation grasse et féculente; car il ne faut pas perdre de vue que la racine des cheveux pompe ses sucs nutritifs dans le tissu graisseux, et que les aliments gras et féculents sont les seuls favorables à la formation de la graisse. (Voyez, dans notre ouvrage intitulé *Hygiène et perfectionnement de la beauté*, le chapitre qui traite des aliments, de la digestion et de la nutrition.)

S'il arrivait que le traitement avec la pommade souveraine fût suivi d'insuccès, c'est que la calvitie dépendrait d'une autre cause; alors il faudrait essayer les lotions avec l'eau de Baréges, le sulfure de potassium étendu d'eau, ou une solution alcaline quelconque. La *lotion détersive* contre la chute nous a souvent réussi dans le cas qui nous occupe, lorsque le traitement par la pommade avait été insuffisant.

CALVITIE PAR CAUSE LATENTE.

PREMIÈRE VARIÉTÉ.

Cette variété de calvitie est assez fréquente, sa cause, peu appréciable, est une irritation chronique, du cuir chevelu, sans aucun signe apparent. Cette affection chronique se manifeste souvent par une desquamation farineuse de la peau du crâne. Le follicule et le bulbe pileux ne sont point malades, mais la tige du cheveu, comprimée à sa base, a de la peine à croître; elle pousse faible et grêle, se dessèche et tombe.

C'est ordinairement de vingt-cinq à quarante ans que paraît cette calvitie. Les femmes douées d'une épaisse chevelure y sont plus sujettes que les hommes; voici la marche qu'elle suit :

La peau du crâne devient farineuse; les cheveux se couvrent de pellicules que font disparaître incomplétement les soins de propreté, et qui repullulent sans cesse. Chaque fois qu'on se peigne, les cheveux se brisent et tombent, d'abord en petite quantité, et l'on n'y fait pas attention. La chute augmente; au bout d'un certain temps, la tête n'offre plus qu'un amas de cheveux d'inégales longueurs et de finesse variable; il devient bientôt impossible de se coiffer sans en perdre des poignées; les cheveux, considérablement éclaircis, laissent apercevoir çà et là des places plus ou moins larges complétement dégarnies. Alors la femme s'en alarme; mais, au lieu d'aller consulter un homme de l'art, elle a recours aux remèdes placardés sur les murs ou encadrés aux annonces de journaux, et il arrive bien souvent qu'après en avoir fait usage elle devient complétement chauve.

Dans le cas de calvitie qui nous occupe, le traitement doit être basé sur l'état du cuir chevelu. S'il y a irritation, les émollients sont indiqués ; si l'irritation, passée à l'état chronique, a porté sa triste influence sur la vitalité de la peau et des bulbes, ce sont, au contraire, des toniques, des astringents, des alcalins, des détersifs, etc., qu'il faut employer ; mais l'application ne saurait en être faite avec succès que par le praticien qui s'est adonné au traitement des affections du cuir chevelu. Se confier à des individus étrangers à l'art de guérir est une imprudence qui souvent coûte bien cher.

CALVITIE PAR CAUSE LATENTE.

DEUXIÈME VARIÉTÉ.

Cette variété de chute est très-commune, surtout pendant la saison d'été ; elle frappe un grand nombre de jeunes têtes, parmi les femmes, et n'a pas encore été décrite par aucun auteur. Mes observations, sur un assez grand nombre de sujets, m'ont fait croire qu'elle dépendait d'une atonie du follicule pileux ; voici comment elle débute :

Le cuir chevelu devient sec, les pellicules épidermiques, s'il en existait, disparaissent ; la peau du crâne est blanche, unie, rien n'indique aucune altération. Cependant les cheveux tombent, chaque jour le peigne les arrache avec une facilité désespérante, et ils ne repoussent plus ; de telle sorte qu'au bout d'un certain temps la chevelure la plus fournie est réduite au point de ne plus suffire aux exigences de la coiffure.

Si l'on examine le cheveu arraché au microscope et même à l'œil nu, on s'aperçoit qu'il est dépourvu de son bulbe, qui, dans les cheveux sains, se montre sous une couleur blanche et d'une longueur de quelques millimètres. A la place du bulbe existe une petite boule blanchâtre, sèche et très-dure. A la surface de la peau, le conduit pilifère du cheveu tombé se recouvre d'une couche épidermique, et, ainsi obstrué, ne permet plus à un nouveau cheveu de le traverser ; d'où il résulte une notable diminution dans la masse des cheveux.

La cause efficiente de cette calvitie se trouve, sans doute, dans la diminution ou la suppression de la sécrétion de l'humeur folliculaire ; essayons de le démontrer :

Un cheveu garni de son bulbe existe dans le follicule (voyez au chapitre II la *description physiologique du cheveu*) ; ce bulbe possède des racines, qui, sortant par le trou inférieur du follicule, vont puiser leurs sucs nutritifs dans les parties profondes de la peau et dans le tissu cellulaire sous-cutané ; mais ce bulbe est aussi baigné par l'humeur folliculaire qui a présidé à sa formation, et qui concourt à sa nutrition. Si l'humeur que sécrète le follicule vient à se tarir,

6.

le bulbe, privé d'une portion des sucs nutritifs qui sont nécessaires à son entretien, diminue peu à peu de volume, se rétracte, et cesse bientôt de remplir la cavité du follicule ou sac qui le contient. Il arrive un moment où ce bulbe, considérablement diminué dans sa longueur et sa grosseur, et dépourvu de racines, n'est plus retenu dans son follicule que par la petite boule sèche et dure dont nous venons de parler. Dès lors, le cheveu a perdu sa vitalité, et il suffit d'une légère traction pour l'arracher sans douleur.

Si l'on demande quelle est la cause première de cette affection, je répondrai qu'ici, comme dans toutes les maladies, la médecine ignore complétement les causes premières ; c'est le symptôme visible, appréciable ou cause secondaire, qu'elle attaque pour guérir la maladie, puisque la cause première lui échappe.

Traitement. — Le traitement de cette affection est des plus simples : il faut d'abord laver et nettoyer le cuir chevelu avec la *lotion détersive*, 1° pour débarrasser sa surface de toutes les impuretés épidermiques et transpiratoires qui peuvent la souiller ; 2° pour désobstruer les conduits pilifères et favoriser les fonctions absorbantes de la peau. Ce nettoyage sera renouvelé deux jours de suite pour les cuirs chevelus gras. Le nettoyage fait, la peau et les cheveux étant bien secs, on fait des onctions et frictions sur le cuir chevelu avec la pommade *trikogène*; ces frictions s'opèrent, ainsi que nous l'avons déjà dit, avec la pulpe des doigts ; on se couvre ensuite la tête d'une coiffe, afin de favoriser l'absorption de la pommade.

Le nettoyage du cuir chevelu avec la *lotion déter-sive* doit se pratiquer de trois jours en trois jours ; les frictions se font chaque soir avant de se coucher. Au bout de deux semaines de ce traitement, le bulbe et le follicule pileux ont repris leur vitalité première, et la calvitie est arrêtée. Si, après un mois ou un temps plus ou moins long, la chute des cheveux reparaissait, on aurait recours au même traitement qui, cette fois, serait plus prompt.

CALVITIE PAR CAUSE MÉCANIQUE.

Il n'est pas rare de voir, parmi les femmes, une variété de calvitie partielle dont la cause est tout à fait mécanique : je veux parler de certaines personnes que la coquetterie porte à tirer violemment leurs cheveux pour les nouer ou faire le casque, et qui finissent par les déraciner et les arracher. Leurs têtes offrent alors des places complétement dégarnies, plus ou moins étendues, fort désagréables à l'œil, et qui deviennent une source intarissable de chagrins. La plupart se livrent aux mains des charlatans ; mais bientôt, découragées par le peu de succès qu'elles en obtiennent, elles regardent leur calvitie comme incurable, et ne s'occupent plus que de la cacher sous les cheveux voisins.

Nous nous empresserons de dissiper leur chagrin, de les consoler, en leur assurant que leurs cheveux peuvent repousser aussi vigoureux, aussi beaux qu'auparavant, si elles suivent nos conseils. Qu'elles se pénètrent bien de cette vérité, que le follicule du cheveu existe intact dans le cuir chevelu, et que sa tige ne demande qu'à percer la peau du crâne; mais cette peau, devenue lisse et dure depuis qu'elle est dépilée, s'oppose à sa sortie; la faible tige du cheveu reste prisonnière, de même qu'une graine germée reste sous terre, ne pouvant percer une croûte trop dure, trop épaisse.

Nous commencerons par leur conseiller, comme moyen hygiénique et préservatif de la dépilation, de varier leurs coiffures, de changer de temps à autre les *lignes* ou *raies* qui divisent leurs cheveux, c'est-à-dire d'en tracer de nouvelles à côté des anciennes, à droite ou à gauche, selon les exigences de la coiffure. Il est évident que cette dépilation ne reconnaît d'autre cause que les tiraillements, sans cesse exercés sur les cheveux, et les frottements de la brosse sur leur base. Lorsque la calvitie a considérablement élargi les raies, les moyens hygiéniques sont insuffisants, il faut donc recourir au traitement trikogène local, c'est-à-dire appliqué aux raies seulement. En suivant nos conseils, elles préviendront la chute par tiraillements, et verront repousser leurs cheveux en peu de temps.

Guidé par le désir d'être utile à nos lecteurs affligés de calvitie, nous terminerons ce chapitre, déjà bien long, par quelques considérations que nous ne saurions trop recommander à leur sérieuse attention.

Le nombre des formules connues et secrètes pour faire repousser les cheveux est prodigieux; depuis quelques années surtout, surgissent de tous côtés des *récapillisateurs* improvisés, qui annoncent leurs spécifiques avec un tel bruit de grosse caisse, que l'on en est étourdi. A l'exception des *mines d'or de la Californie*, il n'est pas d'annonce qui s'incruste avec plus de ténacité sur la dernière page des journaux; et, pour payer cette publicité, il faut nécessairement qu'une foule de gens crédules viennent mordre à l'amorce, et achètent ces prétendus spécifiques dont le moindre défaut est leur complète nullité, car il en existe qui sont très-dangereux pour la santé. Si, avant de faire usage de telle eau merveilleuse, de telle pommade infaillible, les personnes affligées d'une calvitie commençante se donnaient la peine de réfléchir, elles seraient moins confiantes; et, à coup sûr, il y aurait infiniment moins de déceptions si l'on prenait pour guide ce simple raisonnement :

Le traitement de toute affection du cuir chevelu, soit récente soit chronique, doit être basée sur les connaissances anatomiques, physiologiques et médiçales de la peau du cheveu; sans cela le traitement sera stérile ou nuisible. Or, les fabricants et vendeurs de pommades, en général, possèdent-ils ces connaissances? Peuvent-ils reconnaître, préciser les causes diverses qui ont développé telle ou telle calvitie, et indiquer les substances thérapeutiques propres à les combattre? Évidemment non. Leur but est de débiter leurs pommades, voilà tout; que leur action soit nulle ou nuisible, peu leur importe, pourvu qu'ils les vendent.

Le public d'aujourd'hui, plus éclairé, commence à ne plus ajouter foi à ces SPÉCIFIQUES *sûrs, infaillibles, uniques, merveilleux, héroïques*, etc.; il deviendra bientôt indifférent à tous ces bruits d'annonces, à ce luxe d'affiches; et de cet état de choses il résultera que, si un procédé, véritablement efficace, est découvert, la propagation ne pourra s'en faire que très-difficilement, parce que ce bon public, tant de fois trompé, ne voudra plus y croire. En face de cette juste défiance, qui fait chaque jour des progrès, nous avons peine à comprendre pourquoi les chauves s'adressent toujours à des gens incompétents plutôt que de consulter les hommes de l'art: s'ils étaient atteints de fièvre, de maladie de poitrine, bien certainement ils auraient recours au médecin; alors, pourquoi ne pas s'adresser à lui dans le cas en question? Si la calvitie n'est pas une affection aiguë douloureuse, elle n'en est pas moins une maladie latente soit du cuir chevelu, soit du bulbe ou du follicule, du ressort de l'hygiène et de la médecine.

Il est vrai que beaucoup de médecins, craignant les injurieuses épithètes qu'on distribue largement aux industriels en *pousse de cheveux*, ont eu le tort regarder comme au-dessous d'eux le traitement des affections légères du cuir chevelu, et que leurs lumières, sur ce point, ne sont pas fort étendues ; mais il en est d'autres qui s'occupent spécialement de l'hygiène de la chevelure, et ce sont ceux-là qu'il faut consulter.

Enfin, ce qui précède a dû amener le lecteur à cette conclusion, que toutes les chutes de cheveux, n'ayant point la même cause, ne sauraient ni se ressembler ni être guéries par le même topique, et qu'il est prudent de rejeter, comme nulles ou dangereuses, toutes les préparations qui ne portent point avec elles une garantie scientifique.

Ici se termine l'histoire des diverses maladies du cuir chevelu et des calvities qui en sont la conséquence. Le lecteur qui serait atteint d'une affection avec chute de cheveux devra consulter le tableau simplifié qui termine le chapitre précédent, et l'histoire pathologique du cuir chevelu, composant le présent chapitre ; il y trouvera la description précise de son affection et le traitement le plus efficace pour la combattre, la guérir.

CHAPITRE VI.

TRIKOGÉNIE

OU ART DE RÉGÉNÉRER LES CHEVEUX PERDUS.

De tous temps on s'est vivement préoccupé des moyens de faire repousser les cheveux, lorsqu'une désespérante calvitie avait fait tomber la toison protectrice de la peau du crâne. Depuis les médecins cosmétistes grecs et romains, jusqu'aux vendeurs de secrets du moyen âge, et depuis cette dernière époque jusqu'aux charlatans modernes vendeurs de spécifiques pour la pousse des cheveux, on ferait une très-curieuse histoire des *arcanes* et compositions bizarres, souvent dangereuses, qui ont été préconisées pour obtenir la récapillisation du cuir chevelu. Ainsi, la graisse d'ours, de taupe, de renard, de castor ; le sang de bélier, de lézard, d'autruche ; la poudre de vipère, de scorpion, de cantharides ; la cendre de guêpes, de scarabée, de vieux cuir, etc., etc., ont tour à tour joui du privilége de faire pousser les cheveux. Nous nous bornerons à transcrire une formule tirée du *Miroir de la beauté*, afin que le lecteur puisse juger de la valeur des vieilles recettes.

Prenez, chair de limaces, de mouches guêpes, de scorpion et de sangsues, parties égales ; mettez le tout dans un vase que vous saupoudrerez de sel brûlé. Ce vase, percé d'un trou à son fond, sera placé sur un autre vase non foré, pour recevoir l'humidité qui découlera du premier. Recouvrez le premier vase de fiente de chat et recueillez chaque jour la liqueur qui coulera dans le second vase non foré. Frottez la partie chauve avec cette liqueur et vous verrez des merveilles.

« Ce remède est si puissant, ajoute son naïf auteur, qu'un adolescent, qu'on en avait frotté sur diverses parties du corps, vit pousser des poils si touffus, qu'il ressemblait à un ours... »

Ces sortes de remèdes n'auraient plus cours aujourd'hui ; les sciences ont fait d'immenses progrès ; et l'art médical possède des formules non infaillibles, mais offrant de grandes chances de succès.

Selon nous, la TRIKOGÉNIE n'est pas un art illusoire ; il a, comme l'art médical, ses bases et ses moyens. Ainsi que certains tissus du corps, comme la graisse, les ongles, lorsque leur matrice n'a pas été détruite, se reproduisent, de même les cheveux peuvent se régénérer lorsque le follicule pileux existe dans son intégrité.

La **trikogénie** repose sur trois bases : 1° la

connaissance anatomico-physiologique de la peau et du cheveu ; 2° la connaissance des diverses affections qui peuvent frapper ces organes ; 3° la connaissance des substances thérapeutiques possédant la vertu de les guérir. Ces connaissances exigent des études sérieuses, approfondies. Nous avons déjà énuméré les causes qui amènent les diverses espèces de calvities et indiqué les moyens rationnels qu'il convient de leur opposer dès leur début ; nous traiterons maintenant de la calvitie chronique, c'est-à-dire déclarée depuis fort longtemps, et nous examinerons les substances thérapeutiques dont l'action régénératrice est reconnue par l'expérience.

Toutes les substances qui, depuis un temps immémorial, sont préconisées comme pouvant combattre la calvitie chronique, sont, en général, aromatiques, excitantes, toniques, âcres, irritantes, rubéfiantes et quelquefois vésicantes. Aussi, toutes les préparations récapillisatrices, sous forme d'eau, liqueur, mixture, onguent, pommade, etc., contiennent une ou plusieurs de ces substances ; et l'on peut dire que l'alcool, diverses plantes aromatiques, le quinquina, le garou, le suc de tithimale, les cantharides et le phosphore, jouent le rôle principal dans cette longue liste de préparations contre la chute.

Si l'on recherche pourquoi tous les traitements anciens et modernes contre la chute sont toniques, excitants ou irritants, on en trouve la raison dans

cette opinion, généralement accréditée, que la calvitie dépend d'un défaut de ton, d'un manque de vitalité, d'une faiblesse des systèmes cutané et pileux du
crâne. Partant de ce principe, on tonifiait donc la
partie faible, espérant lui rendre la vitalité perdue :
on réussissait quelquefois ; mais le plus souvent l'espoir était déçu, parce qu'on combattait le symptôme
au lieu d'attaquer et de détruire la cause. Il ne pouvait en être autrement, vu l'obscurité qui envelop-
pait cette question ; car, si je puis me servir d'une
comparaison, lorsqu'une machine compliquée cesse
de marcher, il faut que celui qui est appelé à l'arran-
ger en connaisse parfaitement les rouages et le mécanisme, de même, pour ramener à leurs fonctions
primitives les systèmes pileux et cutané, il est de
toute nécessité d'en connaître l'anatomie et la physiologie. Or, ce n'est que depuis peu d'années que
les études microscopiques de quelques hommes spéciaux ont dévoilé le mystérieux travail de la formation
et de la croissance du cheveu. (Voyez, au *Formulaire*,
les formules que nous avons relevées comme étant
réputées les meilleures contre la calvitie.)

D'une autre part, les observations de plusieurs savants médecins, consignées dans divers recueils scientifiques, démontrent que, sous l'influence de certaines
causes *pathogéniques* ou engendrant des maladies, la
peau se couvrait quelquefois de poils aux endroits où
il n'en n'existait que les rudiments. On pourrait at-

tribuer ce phénomène à la sécrétion plus abondante de l'humeur pigmentaire, par suite d'une irritation locale, et à un surcroît d'énergie dans les fonctions des bulbes et follicules pileux. Nous ne rapporterons que quelques-unes de ces observations.

Bichat cite un homme du peuple qui, à la suite d'un érysipèle, eut le visage couvert de poils.

Rayer a consigné dans son *Traité des maladies de la peau* le cas d'une insolation qui, ayant développé des taches brunâtres sur le corps d'un jeune homme, chaque tache fournit bientôt une végétation pileuse.

Bricheteau a donné l'observation suivante : une femme âgée de vingt-quatre ans vit, à la suite d'une fausse couche, tout son corps se couvrir d'éphélides. Ces taches ne tardèrent pas à donner naissance à des poils qui poussèrent si rapidement, et en si grande quantité, qu'au bout d'un mois le corps était entièrement velu.

Les *Archives générales de médecine* font mention d'un garçon de vingt ans dont le sacrum se couvrit de poils, à la suite d'un vésicatoire appliqué sur cette partie. Ces poils acquièrent, en quelques années, une longueur telle, qu'on pouvait les comparer presque à une queue de cheval.

Le professeur Boyer a observé plusieurs fois que l'irritation produite par les vésicants donnait lieu à la sortie de poils très-longs et très-touffus.

Enfin toutes les taches de la peau dans lesquelles

le pigment est sécrété en plus grande quantité se couvrent, en général, de poils plus ou moins longs; cette circonstance les a fait nommer, par plusieurs auteurs, taches pileuses.

Il ressort de ces faits que toutes les fois que, par une cause naturelle ou artificielle, il y a stimulation vive et afflux du sang sur un point de la peau, les follicules pileux participent à cette stimulation et sécrètent plus abondamment l'humeur pileuse; de telle sorte que les poils ou cheveux, qui n'existaient qu'à l'état de duvet, poussent, se développent et acquièrent une force très-remarquable.

C'est de ces observations et des progrès de l'anatomie physiologique du système pileux qu'est sortie une nouvelle branche de l'art que nous avons nommée *trikogénie*, et dont nous posons les fondements. Cette branche, qui a son importance, est appelée à progresser comme ses sœurs aînées, et à arriver, sans nul doute, à des résultats positifs.

Les éléments de la trikogénie reposent sur l'étude anatomique et physiologique de la peau; ses moyens peuvent se résumer ainsi:

Traiter d'abord le cuir chevelu; agir ensuite sur le follicule, le bulbe et le conduit pileux; enfin, cultiver la tige du cheveu.

En effet, il est très-facile de comprendre qu'une peau dépouillée de sa toison, lisse et durcie depuis longues années, donnant au crâne l'aspect d'un genou, s'opposerait à la sortie des cheveux naissants, d'une extrême faiblesse. Il est donc tout à fait indispensable de commencer par modifier l'état du cuir chevelu, d'ouvrir les vaisseaux absorbants, obstrués depuis un temps plus ou moins long, afin d'y faire pénétrer les substances toniques reconnues propres à tirer le bulbe et le follicule de leur langueur. Cette modification de la peau s'étend aussi aux conduits pilifères, qui ont besoin d'être élargis pour que la jeune tige, fournie par le bulbe, puisse s'y engager, les traverser sans obstacle et sortir enfin à la surface libre de la peau sous le nom de cheveu. Tels sont les résultats du traitement trikogène dont suit la description.

TRAITEMENT TRIKOGÈNE

CONTRE LA CALVITIE CHRONIQUE,

LORSQUE LE CUIR CHEVELU EST PARTIELLEMENT PRIVÉ DE SA TOISON ET QU'IL N'OFFRE AUCUN SIGNE D'IRRITATION.

Quelques lignes suffiront pour démontrer au lecteur l'action physiologique de ce traitement.

L'épiderme du cuir chevelu est composé de deux feuillets, dont le premier, c'est-à-dire le plus superficiel, se détruit, se renouvelle incessamment, et produit ces pellicules ou farines qui salissent les cheveux. Ce feuillet recouvre les conduits pilifères et les obstrue, c'est-à-dire s'oppose à la sortie de la tige du cheveu, qui reste à l'état de duvet dans l'épaisseur de la peau. Le fluide desquamateur possède la propriété d'enlever ce feuillet épidermique, de désobstruer les pores, et, par voie d'absorption, de neutraliser les virus dartreux, syphilitique, scrofuleux, etc., s'ils existent, et qui sont ordinairement cause des diverses calvities et alopécies de l'âge mûr.

La *pommade trikogène*, supérieure à toutes les pommades régénératrices sans exception, développe une légère excitation de la peau, active la circulation folliculaire, réveille les bulbes languissants, et les force à pousser une tige. Voici la manière de se servir de ces deux agents, dont le succès a toujours couronné l'attente des personnes persévérantes.

Premier jour. — Imbiber une éponge ou un linge d'eau chaude, dans laquelle on jette quelques grammes de carbonate de potasse, et en frotter la peau chauve afin de la dégraisser et de l'assouplir. L'alcoolé savonneux indiqué au Formulaire de cette brochure remplace avec avantage le carbonate de potasse; il suffit de le mélanger à volume égal d'eau chaude, pour dégraisser parfaitement le cuir chevelu.

Le dégraissage opéré, la partie essuyée et séchée, on trempe une fine éponge ou un petit tampon de linge dans le fluide desquamateur, et l'on en frotte la peau jusqu'à ce qu'elle soit entièrement colorée en brun-rouge; puis on met un bonnet, un serre-tête ou une calotte. Les personnes qui portent perruque ou toupet peuvent s'en servir en remplacement de serre-tête.

L'application du fluide desquamateur est efficace lorsqu'il produit une légère irritation du cuir chevelu et détache le feuillet superficiel de l'épiderme. La destruction de ce feuillet, ordinairement dur et luisant, est de toute nécessité pour désocclusionner les conduits pilifères et préparer les vaisseaux absorbants à l'absorption de la pommade trikogène. La tache faite à la peau par le desquamateur s'enlève très-facilement avec un peu d'eau de javelle ou de lessive coupée d'eau, ou avec une solution d'hypo-sulfite de soude.

Deuxième jour. — Appliquer sur la partie un cataplasme émollient. Deux heures après, enlever le cataplasme, essuyer et sécher la peau, puis pratiquer une nouvelle lotion avec le fluide desquamateur. L'action émolliente du cataplasme ayant assoupli et pénétré la peau, la lotion opère avec plus de force, et doit produire un picotement, une légère cuisson. On couperait la lotion avec un peu d'eau, si elle occasionnait une irritation trop vive, car il est des peaux plus sensibles les unes que les autres.

Vers le quatrième ou cinquième jour, l'épiderme du cuir chevelu s'exfolie, c'est-à-dire tombe par petites pellicules ; alors on brosse la partie chauve, on peut encore réappliquer un cataplasme afin de déta-

cher le reste des pellicules. La peau étant complète-
ment purgée de toute impureté et les canaux pilifères désobstrués, on commence les frictions avec la
pommade trikogène.

Manière d'opérer les frictions. — On
prend gros comme une noisette de pommade, un peu
plus, un peu moins, selon la grandeur de la surface
chauve ; on l'étend sur la peau, et, avec la paume de
la main ou la pulpe des doigts, on frictionne pendant
quelques minutes dans le sens de la direction des cheveux. Après les frictions, on recouvre la tête d'une
coiffe ou serre-tête de toile gommée. Ce serre-tête,
s'opposant à la vaporisation de la transpiration insen-
sible, le cuir chevelu se trouve dans une espèce de
bain de vapeur, pendant lequel les vaisseaux absorbants, entr'ouverts, pompent la pommade et en dis-
tribuent les molécules aux bulbes pileux.

On continue les frictions avec la pommade trikogène, de la même manière et pendant neuf jours. Au
dixième jour, si le traitement a réussi, on doit apercevoir sur la peau chauve une légère végétation ; ce
sont les nouveaux cheveux qui sont sortis, mais d'une
finesse extrême et semblables à un duvet. On opère
la coupe de ces premiers cheveux avec des ciseaux
bien affilés, dès qu'ils ont atteint deux lignes de longueur. On dégraisse le cuir chevelu avec l'alcoolé
savonneux et l'on recommence les frictions avec la
pommade trikogène, jusqu'à ce que les cheveux,

7.

ayant acquis de nouveau la longueur de deux lignes, exigent une seconde coupe. Dix à quinze coupes semblables sont nécessaires pour obtenir une pousse vigoureuse.

Dans le cas où le duvet pileux ne se montrerait point vers le quinzième jour, à la surface de l'épiderme, il faudrait recommencer le traitement, comme il est indiqué précédemment, c'est-à-dire dégraisser le cuir chevelu, puis le lotionner avec le fluide desquamateur et attendre l'exfoliation de l'épiderme avant de procéder aux frictions.

On peut se frictionner soi-même ; cependant nous ferons observer que les frictions faites par des mains étrangères sont beaucoup plus parfaites et plus efficaces.

Recommandation essentielle. — Il est nécessaire de dégraisser le cuir chevelu tous les trois jours, afin de le débarrasser de l'enduit déposé par la pommade trikogène. On opère ce dégraissage, ainsi que nous l'avons dit plus haut, en trempant une éponge dans parties égales *d'alcoolé savonneux* et d'eau chaude ; on frotte la peau, on lave et l'on essuie, puis on recommence les frictions. Plus la peau est exempte d'impuretés épidermiques, mieux elle absorbe et plus sont nombreuses les chances de succès.

Si, dans le cours du traitement, le cuir chevelu devenait le siége d'une irritation, il faudrait cesser aussitôt le traitement excitant et le remplacer par des lotions émollientes d'eau de guimauve. L'irritation dissipée, on continuera comme précédemment.

Il faut persévérer dans ce traitement, dont la durée est ordinairement de quarante jours à deux mois, car celui qui l'abandonne avant la régénération complète des cheveux n'obtient qu'une végétation chétive et peu colorée, par la raison que les bulbes n'ont pas eu le temps d'acquérir le degré de vitalité nécessaire à la vigueur de la tige du cheveu.

Les premiers cheveux sont d'une finesse extrême; il est urgent de les raser avec un excellent rasoir ou de les couper avec des ciseaux fins et bien affilés, dès qu'ils ont atteint la longueur de quelques lignes, et de renouveler cette coupe de huit en huit jours, jusqu'à ce que la tige du cheveu ait acquis du corps et de la force. Huit à dix tonsures semblables sont nécessaires pour obtenir une pousse vigoureuse et complète.

Affirmer l'infaillibilité du *traitement trikogène* pour toutes les calvities sans exception serait irrationnel, suspect, et éloignerait du lecteur la conviction que nous cherchons à lui inculquer. Mais, ce dont nous pouvons l'assurer, c'est que notre ouvrage contient tout ce que la science et l'art possèdent de plus complet sur l'hygiène et les maladies du cuir chevelu; ce que nous pouvons affirmer, c'est que, en se conformant aux préceptes que nous donnons, les personnes chauves ou affligées de quelque autre imperfection de la chevelure auront pour leur guérison mille chances de succès qu'elles ne rencontreront nulle autre part.

Nous ajouterons, pour les cas où le traitement trikogène n'aurait eu qu'un demi-succès, que les douches d'eau froide sur la tête sont à essayer : c'est un genre de tonification particulier très-favorable à certaines peaux paresseuses dans l'exercice de leurs fonctions vitales. Nous avons été témoin des prodigieux résultats de la douche froide, dans quelques cas de calvitie, traitées vainement et regardées comme incurables par les plus habiles médecins.

Mais, comme cela peut arriver, si le traitement que nous venons de décrire ne réussissait point à tirer le follicule pileux du profond engourdissement, de l'atonie presque mortelle dans lesquels il est plongé, un dernier moyen existe : c'est l'emploi de l'électricité par *bain* ou par *impression de souffle*. Priestley, Bertholon, Nollet, Sauvages et plusieurs autres médecins vantent l'électricité comme moyen curatif de l'alopécie rebelle à tous les autres traitements, et citent des cas de guérison remarquables.

Enfin, lorsque tous les moyens que nous avons indiqués ont complétement échoué, c'est que les gaînes ou follicules des cheveux sont frappés de mort ; il ne reste plus au chauve que de porter perruque, pour préserver son chef des intempéries.

Nous terminerons ces études trikogéniques par

quelques lignes sur l'imperfection pileuse nommée épi.

Épi. — Les cheveux sont sujets à un vice de direction auquel on a donné le nom d'*épi*. La déviation a lieu dans l'épaisseur du cuir chevelu ; le bulbe pileux, au lieu de suivre son trajet normal, se dévie obliquement et va percer la peau du crâne loin de son point de départ. C'est ordinairement au front et sur les tempes que l'épi a son siège.

Le coiffeur remédie aux épis qui se montrent sur la tête des femmes en imprimant aux cheveux une direction convenable, et en les tenant ainsi fixés pendant un temps plus ou moins long. L'épi sur une tête d'homme, c'est-à-dire sur une tête à cheveux courts, n'a d'autre remède que l'arrachement ; mais cet arrachement ne doit s'opérer que sur une petite quantité de cheveux chaque jour. Lorsqu'au bout de dix à quinze jours l'épi est totalement enlevé, on frictionne la partie avec un peu de pommade trikogène, et, le plus souvent, il arrive que les nouveaux cheveux percent la peau du crâne dans une direction tout à fait normale.

L'épi de la barbe se traite de la même manière que celui des cheveux.

CHAPITRE VII.

CANITIE (1)

OU DÉCOLORATION DES CHEVEUX; SES CAUSES, SA MARCHE. — MOYENS DE RETARDER LE GRISONNEMENT.

Nous avons vu, au chapitre II, que la couleur des cheveux et des poils dépendait des conditions chimiques de leur moelle, et que leurs nuances variaient du blond clair au noir foncé, selon les diverses proportions de fer et de soufre contenues dans la moelle. Nous avons vu que dans les cheveux blancs il y avait absence complète de fer, et qu'à cette absence était due leur décoloration.

A cette époque de la vie, plus précoce pour les uns, plus tardive pour les autres, où l'âge mûr touche à la première vieillesse, les molécules ferrugineuses arrivent plus rares au système pileux; les racines des bulbes, n'ayant plus l'énergie d'autrefois, puisent plus difficilement ces molécules dans un sang moins riche,

(1) CANITIE, du mot latin *canities*, blancheur.

et lorsqu'elles cessent de pénétrer la moelle du cheveu, celui-ci se décolore peu à peu. Mais cette langueur n'atteint pas à la fois tous les bulbes de la forêt
pileuse ; selon les régions qu'ils occupent, les uns
conservent encore leur vigueur, tandis que les autres
sont frappés d'atonie. Telle est la cause du grisonnement. La décoloration se manifeste aux tempes d'a-
bord, et de là gagne peu à peu le reste de la tête. Le
cheveu commence généralement à blanchir du sommet
à la base, en raison de ce que les molécules ferrugineuses qui circulent encore dans une portion de la tige
ne peuvent plus arriver à la pointe. On voit quelquefois
des cheveux qui, blancs à leur base, conservent encore pendant quelque temps leur couleur noire à la
pointe ; mais c'est une exception qu'on ne rencontre
que sur les cheveux où il existe un nœud, une interruption dans le canal médullaire.

Tout le genre humain est soumis à la loi de la décoloration pileuse ; il existerait cependant, au dire des
voyageurs, quelques races d'hommes dont les cheveux ne blanchissent jamais : les *Tupis* et les *Guarinis*
seraient de ce nombre. Chez les *Chiquitos* d'Amérique, la crise blanche de la vieillesse est remplacée
par un crise jaune.

Le professeur Spigelius a constaté, par trente années d'observations, que les sujets engendrés de père
et mère maladifs ou avancés en âge blanchissent de
bonne heure, tandis que les sujets provenant de pa-

rents jeunes et vigoureux conservent fort tard la couleur de leurs cheveux. Un exemple des plus remarquables, à ce sujet, est celui des frères Platerus, tous deux professeurs à l'Université de Bade. L'un, Félix Platerus, procréé par un père et une mère à la fleur de l'âge ; l'autre, Thomas Platerus, venu au monde quand ses parents étaient sur le retour. Le premier, âgé de cinquante-huit ans, conservait la couleur noire de ses cheveux, tandis que son frère était entièrement blanc à l'âge de trente-neuf ans.

Les excès en amour, de même que ceux dans le boire et le manger, les variations fréquentes de climats et de température, les chagrins, les migraines continuelles, les maladies graves, les paralysies, les contusions, les plaies et autres affections du cuir chevelu, sont autant de causes éloignées ou prochaines de la décoloration des cheveux.

Vers l'âge de soixante ans, les cheveux prennent une teinte argentée ; c'est l'annonce de la disparition complète des molécules ferrugineuses de la moelle du cheveu. A cette canitie provenant de l'âge, il serait absurde de vouloir trouver un remède. Une chevelure et une barbe blanches ont des beautés graves qui l'emportent de beaucoup sur une tête artificiellement noire. Les cheveux blancs annoncent l'expérience de la vie, la sagesse, et inspirent le respect.

Mais la canitie n'est pas toujours un signe de vieillesse ; elle se manifeste assez fréquemment dans la vigueur de l'âge. C'est de cette canitie que nous allons nous occuper, et contre laquelle nous indiquerons le remède le plus efficace.

La canitie peut arriver graduellement ou survenir tout à coup, selon l'intensité de la cause agissante. Quelques exemples suffiront pour en donner la preuve.

Blumenbach fait mention d'une jeune fille dont les cheveux devinrent complétement blancs à la suite d'une variole.—Arata a vu le même phénomène s'opérer chez un sujet de dix-huit ans qui relevait d'une fièvre ataxique.—Bartholin cite également une jeune fille dont la chevelure, d'un noir d'ébène, blanchit pendant l'époque difficile de la puberté, et qui ne reprit sa couleur naturelle qu'après son premier accouchement. Un grand nombre d'observations semblables sont consignées dans les ouvrages de médecine.

Nous dirons quelques mots sur un autre genre de décoloration par cause interne, dans lequel les cheveux perdent leur couleur primitive pour en revêtir une autre qui leur est étrangère. — Alibert parle, dans son grand ouvrage des *dermatoses* ou maladies de peau, d'une dame qui, à la suite d'une fièvre putride, vit tomber complétement sa belle chevelure blonde, laquelle fut remplacée, quelques mois après, par des cheveux très-noirs. — Un médecin italien, pendant une maladie grave, perdit ses cheveux noirs et les vit repousser parfaitement roux, à la fin de sa convalescence. — Le *Journal des Sciences médicales* a publié l'observation d'une jeune dame dont les cheveux blonds devenaient rouges chaque fois qu'elle éprouvait un accès fébrile, et qui reprenaient leur couleur naturelle dix heures après que l'accès était passé.

Hagedorne rapporte, dans son *Histoire médicale*, deux cas intéressants de canitie partielle.

Le premier cas fut offert par un homme dont les cheveux, la barbe et les poils blanchirent subitement dans la moitié latérale du corps (côté droit), tandis que tout le système pileux de l'autre moitié (côté gauche) avait conservé sa couleur noire.

Le second cas fut observé chez un vieillard paraplégique dont la moitié supérieure du corps, c'est-à-dire depuis le nombril jusqu'au sommet de la tête, présentait des poils très-noirs, tandis que toute la partie inférieure du corps, c'est-à-dire depuis le nombril jusqu'à l'extrémité des pieds, était garnie de poils d'un blanc verdâtre.

Nous avons nous-même été témoin d'un exemple de décoloration périodique des cheveux fort singulier, et peut-être unique dans son genre. Le sujet était une jeune femme d'un tempérament bilieux et d'une grande susceptibilité nerveuse ; ses cheveux et ses sourcils offraient, pendant vingt-quatre jours du mois, une belle couleur noire ; aussitôt que le flux menstruel commençait à paraître, la couleur noire se dégradait peu à peu, jusqu'au trentième jour, qui était le sixième jour de l'écoulement périodique ; alors ses cheveux

offraient une nuance rougeâtre. L'écoulement fini, la
nuance rougeâtre se rembrunissait graduellement, et
les cheveux repassaient par tous les tons intermédiaires du roux au noir foncé. Je sus de cette jeune
femme que cet étonnant phénomène durait chez elle
depuis trois années consécutives, sans avoir éprouvé
aucune intermission.

Canitie par cause morale. — Les vives
frayeurs, les terreurs subites, les emportements de la
colère, le chagrin, le désespoir, toutes les passions
tristes et violentes, peuvent amener, dans un temps
plus ou moins court, la décoloration générale ou partielle du système pileux ; quelquefois, ce système est
frappé en quelques heures.

Les cheveux et la barbe du chancelier Thomas Mo-
rus blanchirent en six heures : à minuit, heure à laquelle on vint lui apprendre sa condamnation à mort,
ils étaient parfaitement noirs; à six heures du matin,
heure de l'exécution, ils étaient entièrement blancs.

La révolution qu'éprouva le comte de Saint-Vallier
en apprenant l'arrêt qui le condamnait à être décapité
décolora subitement ses cheveux et sa barbe. Diane
de Poitiers, sa fille, obtint sa grâce, mais ne put lui
rendre la couleur noire de ses cheveux.

Marie-Antoinette, prisonnière au Temple, est aussi
un exemple de canitie par cause de frayeur et de
chagrins.

Une jeune femme, sur le point d'être victime de la

brutalité d'une soldatesque avinée, éprouva une si grande frayeur, que ses cheveux noirs blanchirent en un jour.

Pendant les horreurs d'un naufrage, la chevelure d'un mousse de quinze ans blanchit entièrement.

Un jeune homme, poursuivi par des assassins jusqu'à la porte de sa maison, échappa miraculeusement à leurs poignards. Le lendemain, quel fut son triste étonnement de voir sa tête blanche comme celle d'un vieillard !

La femme Pérat, citée devant la Chambre des pairs, pour déposer dans le procès Louvel, en éprouva une révolution si grande, que, dans l'espace d'une nuit, ses cheveux blanchirent complétement.

Un médecin voyageur, qui a fait d'une manière approximative le relevé des personnes dans la force de l'âge et des deux sexes, dont la chevelure ou la barbe avait subitement blanchi sous l'influence des émotions terribles qu'inspira l'époque de la Terreur, en France, a porté leur nombre à trois mille ; et il ajoute que le nombre des sujets blanchis par la même cause, qu'il n'a point vus personnellement, mais dont il a entendu parler, peut s'élever à un chiffre équivalent.

On trouve encore une foule d'observations très-remarquables de décoloration partielle du système pileux par cause morale. Ici c'est un homme vigoureux dont la barbe est frappée de canitie, tandis que ses cheveux restent parfaitement intacts. Là, c'est une brune piquante qui voit la moitié de sa tête blanchir inopinément, et l'autre moitié conserver sa belle couleur d'ébène. Plus loin, on cite de jeunes militaires qui, exposés à d'affreux périls, ont été frappés de canitie sur toute une moitié du corps, de telle sorte qu'ils offraient un côté de la tête parfaitement noir et l'autre blanc, une moustache blanche et l'autre noire; les poils de la poitrine et du reste du corps participaient aussi à cette singulière décoloration.

Il serait facile de multiplier ces faits, aussi nombreux que variés dans les annales de médecine; mais nous pensons que ceux déjà cités suffisent pour démontrer l'influence des affections morales sur la sécrétion et la décoloration des sucs pileux.

Pour expliquer le phénomène de la canitie subite, on a prétendu que, pendant certains accès de colère, de frayeur, d'émotion vive, l'huile des cheveux tournait à l'aigre, et que sa décoloration suivait de près l'acidité. On s'est appuyé sur une expérience qui a fait voir qu'un courant galvanique, dirigé au milieu de matières animales, donnait lieu à la formation d'un acide ou d'un alcali, selon les circonstances, et que ces matières étaient aussitôt décolorées; mais presque tous les physiologistes ont rejeté cette démonstration électro-chimique.

Ne pourrait-on pas donner une explication plus simple de ce phénomène, et dire que, pendant la violente horripilation causée par la frayeur, par une vive

émotion ou par les paroxysmes de certaines maladies,
il s'établit dans la tige des cheveux un courant électrique portant directement son action sur les molécules ferrugineuses et sulfureuses. Le résultat de
cette action serait la décoloration du fer contenu dans
la moelle, autrement dit la canitie de la tige; car il
est bon de faire observer que, dans cette sorte de canitie, les fonctions sécrétoires des bulbes ne languissent nullement : les cheveux croissent avec autant de
vigueur qu'auparavant; leur vitalité semble être la
même, seulement la racine et le bulbe ne se laissant
plus pénétrer par les atomes ferrugineux, les cheveux
poussent blancs.

Des faits assez nombreux prouvent que la décoloration par cause morale n'est pas sans retour chez
les jeunes sujets ; et, si l'espace ne nous manquait,
nous citerions une série d'exemples d'individus blanchis à la suite d'une violente émotion, qui sont rede-
venus noirs, après un temps plus ou moins long, par
les seuls efforts de la nature.

Ce singulier phénomène mérite une explication :
— en admettant l'action d'un courant électrique
comme cause de la décoloration, au moment d'une
commotion morale, on conçoit facilement qu'il doit
s'opérer dans le cheveu, soit une modification de la
vie, soit un dérangement dans les molécules ; et ce
courant, dont les nerfs seraient les conducteurs, doit
parcourir le cheveu depuis sa racine jusqu'au bout de

sa tige. La racine et le bulbe ont dû être atteints les premiers et éprouver une modification dans l'arrangement de leurs molécules et leur mode de vitalité. Or, cette modification se traduit par l'inaptitude de la racine à pomper les atomes ferrugineux contenus dans les sucs nutritifs ; la racine élimine ces atomes et n'absorbe que des sucs dépouillés de fer. Il faut bien que quelque chose de semblable se passe dans la racine du cheveu, puisque, dans les cheveux blancs, l'analyse chimique ne découvre pas un atome de fer, tandis qu'elle en trouve abondamment dans les cheveux noirs. Lorsque, par une cause quelconque, cette inaptitude de la racine à absorber les molécules ferrugineuses vient à cesser, la recoloration des cheveux a lieu chez les sujets dont nous venons de parler, et ces exemples sont assez nombreux.

Canitie par décoloration du pigment de la peau. — Il existe une affection cutanée nommée *leucopathie* (mal blanc), caractérisée par des taches blanchâtres plus ou moins larges qui sont le résultat d'une décoloration partielle de la couche pigmentaire, ou matière colorante de la peau. Les cheveux et les poils implantés dans ces taches participent à la décoloration cutanée et poussent blancs. Plusieurs observations à ce sujet en fournissent la preuve évidente. Lecat cite une femme qui, à la suite d'un accouchement laborieux, fut atteinte de taches leucopathiques dont une s'étendait sur tout le pubis. La toison qui recouvre cette région devint entièrement blanche de noire qu'elle était. Banau rapporte qu'un militaire, affecté de leucopathie au menton, vit, en quelques jours, la barbe de cette partie se décolorer et devenir parfaitement blanche, tandis que ses favoris et ses moustaches conservèrent leur couleur noire.

Le traitement de cette espèce de canitie consiste à rubéfier la peau avec une pommade ou une eau irritante, puis à la frictionner avec la pommade trikogène, afin de stimuler et de modifier la sécrétion pigmentaire. Dans certains cas, il est même nécessaire d'appliquer un vésicatoire sur la partie préalablement rasée. (Voyez, pour de plus amples détails, l'*Hygiène médicale du visage et de la peau.*)

Le docteur Cazenave, dont le nom se rattache à d'importants travaux, donne cette formule comme lui ayant réussi.

> Acide tannique. . . 2 grammes.
> Axonge. . . . . . 30 —

Frictionner la partie affectée avec cette pommade.

Canitie partielle ou locale. — Les coups, contusions, brûlures, plaies et ulcères du cuir chevelu peuvent attaquer la vitalité du bulbe et occasionner la chute des cheveux. Le pigment de la peau se trouvant détruit en cet endroit, et la sécrétion folliculaire altérée, il en résulte que les cheveux tombés sont remplacés par une végétation extrêmement fine et décolorée. On voit quelquefois, sur une tête bien garnie de cheveux noirs, une ou plusieurs mèches blanches survenues à la suite de plaies ou de fortes contusions.

Le traitement de cette canitie locale est le même que celui dont nous venons de parler pour la canitie par décoloration du pigment de la peau.

Si la canitie résistait à ce traitement, il deviendrait nécessaire de couper les mèches au niveau de la peau. On lotionnerait la partie avec une décoction de racines d'artichaud à laquelle on ajoute quelques grammes de sous-carbonate de potasse, et après avoir essuyé la peau on la frictionne avec la pommade trikogène. La canitie cède ordinairement à ces lotions et frictions continuées pendant quelques semaines.

Lorsqu'à la suite d'écorchures les poils repoussent blancs sur des chevaux à robe noire, les vétérinaires rasent plusieurs fois la partie et la frictionnent avec des pommades irritantes ; ils parviennent ainsi à rendre aux poils blancs leur couleur primitive. La pommade trikogène est une des plus efficaces pour opérer cette régénération.

Canitie générale. — Lorsque la décoloration des cheveux est presque générale chez des sujets encore vigoureux, deux moyens de recoloration existent : l'un est la *teinture hygiénique* extérieure, qui, en moins de deux heures, ramène les cheveux à leur couleur naturelle, sans nullement les altérer ; l'autre, moins prompt, hélas ! et moins sûr, mais infiniment préférable lorsqu'il peut réussir, est le procédé chinois, autrement dit *traitement mélanogène*, auquel nous consacrerons le chapitre suivant.

CHAPITRE VIII.

MÉLANOGÉNÉSIE,

OU RÉGÉNÉRATION DE LA COULEUR NOIRE DES CHEVEUX BLANCS, CHEZ LE PEUPLE CHINOIS.

Le 21 juin 1847, un célèbre orientaliste, M. Stanislas Julien, faisait à l'Institut de France cette curieuse communication : .

« . . . . Les Chinois ont su atteindre et
« transformer, au moyen de médicaments et d'une
« alimentation particulière, le liquide qui colore le
« système pileux, et donner aux cheveux blancs et
« roux une teinte noire, qui se maintient pendant leur
« accroissement continuel, jusqu'à la vieillesse, qui
« vient les faire blanchir et tomber. M. Imbert, au-
« jourd'hui évêque en Chine, offre, au témoignage de
« M. l'abbé Voisin, l'un des directeurs actuels des
« missions étrangères, une preuve vivante de la colo-
« ration interne des cheveux. C'est par ce moyen que
« les Chinois, en corrigeant ainsi les écarts de la na-

« ture, peuvent se dire, depuis la plus haute anti-
« quité, *le peuple aux cheveux noirs.* »

(Séance du 21 juin 1847)

Ce peu de mots, prononcés en séance solennelle
devant les premiers savants du pays, ne laissent aucun doute sur la vérité du fait. D'un autre côté, les
hommes versés dans la littérature chinoise savent
très-bien que, dans un grand nombre d'ouvrages de
morale, d'art et de science, les Chinois se donnent
toujours l'épithète de *peuple aux cheveux noirs;* et,
en effet, tous les voyageurs qui ont fréquenté ces
contrées s'accordent à dire qu'on voit fort peu d'hommes et de femmes à cheveux blancs ou à barbe grise,
à l'exception des octogénaires. Or, pour empêcher
de blanchir les cheveux au moyen des aliments et
des boissons, il était nécessaire que ces peuples
fussent en possession d'un secret qui agît chimique-
ment sur l'huile contenue dans la gaîne du cheveu,
puisque de la couleur de cette huile dépend la couleur du système pileux. Mais quels sont les moyens
employés par les Chinois? Quelles substances mêlent-
ils à leurs aliments et boissons?

Jusqu'à présent on l'ignore ; peut-être le saura-t-on
un jour?

De fortes présomptions portent à croire que les
préparations ferrugineuses jouent un rôle dans la
régénération de la couleur noire du système pileux.

Plusieurs observations, éparses çà et là dans les ouvrages de médecine, militent en faveur de cette opinion ; nous n'en citerons qu'une :

Madame Ler***, âgée de cinquante ans, d'une constitution faible et chlorotique, ayant les cheveux blancs
comme neige, faisait usage, depuis six mois, de boissons ferrugineuses, ordonnées par son médecin. Un
jour, subitement saisie d'un accès de migraine, pendant qu'elle faisait sa toilette, elle trempa son éponge
dans une décoction de plantes astringentes, destinée
à effacer les rides, et s'en humecta le front, espérant
calmer ses douleurs. Le lendemain, quel fut son
étonnement d'apercevoir les cheveux de la partie supérieure du front nuancés en brun, et contrastant
avec la blancheur du reste de la chevelure ! Son médecin, consulté sur ce phénomène, après avoir ex-
ploré anatomiquement et physiologiquement les cheveux brunis de sa cliente, et n'osant attribuer à la
migraine une coloration si étrange, suivit l'exemple
de ses confrères, et rejeta le fait dans le domaine des
CAS RARES ; domaine immense, où sont entassés
tous les faits dont l'intelligence humaine n'a pu découvrir la cause.

D'après ces faits, serait-il permis de croire à la
vertu mélanogénésique du fer, et à sa présence dans
le procédé chinois ? Mais alors, sous quelle forme et par
quelles combinaisons avec d'autres substances arrive-
t-il au résultat mélanogénésique ? Là est le secret.

8.

Nous allons démontrer, par une série de faits, l'affinité qui existe entre certains métaux et la substance du cheveu.

Plusieurs savants du dix-huitième siècle avaient constaté que l'absorption métallique par la voie pulmonaire et cutanée altérait la couleur naturelle du système pileux, et lui substituait une teinte analogue à celle du métal absorbé. — Le professeur Paulini consigna dans ses ouvrages, comme en ayant été témoin oculaire, les faits suivants : Les cheveux de plusieurs ouvriers employés à la fabrication du minium (*deutoxyde de plomb*) avaient pris une teinte rougeâtre. — D'autres ouvriers, travaillant le vitriol bleu (*sulfate de cuivre*), offraient la barbe et les cheveux bleuâtres. — Dans un atelier où se préparait le vert-de-gris (*acétate de cuivre*), les cheveux de la plupart des ouvriers avaient revêtu une teinte verdâtre assez prononcée. Paulini fait observer que ces teintes diverses n'étaient pas dues à une incrustation métallique, mais bien à une absorption ; et il s'appuie sur le fait des cheveux teints, qui, en poussant, présentent une racine blanche, tandis que, chez les ouvriers en question, la racine et la tige offraient toujours la même nuance.

L'oxyde de cuivre est absorbé avec la plus grande facilité par la tige du cheveu, même après la mort. Le savant Burdach rapporte, à ce sujet, un fait qui s'est passé sous ses yeux. J'ai assisté, dit-il, à l'exhumation d'un cadavre, enterré depuis plusieurs mois, ayant la tête garnie d'ornements en cuivre ; la couleur verte des cheveux frappa mes regards, et je m'assurai que cette couleur dépendait d'une véritable incrustation de l'oxyde cuivrique.

Enfin, tout récemment, les Annales d'hygiène publique et de médecine légale ont publié une lettre de M. Cramaussel, fabricant de vert-de-gris, qui affirme que, pendant plus de vingt-cinq ans, il n'a vu aucun accident survenir parmi ses ouvriers, dont la barbe et les cheveux sont complétement verts ; de plus, il a observé que les lieux où ils vont uriner sont aussi teints en vert.

Il est constaté par des faits nombreux que certains aliments et certaines boissons influent sur la couleur de tel ou tel tissu organique chez les animaux. Ainsi, le plumage blanc des oies qu'on nourrit avec de la chair de poisson prend une teinte aurore. — Les vives couleurs des ailes du chardonneret et le jaune des serins se foncent d'une manière très-sensible lorsqu'on les nourrit exclusivement de chènevis. — Les zibelines qui habitent les forêts de sapins ont le pelage noir ; celles qui habitent les forêts de bouleaux et de peupliers ont le pelage bleuâtre. La cause de cette différence est dans les matières dont elles se nourrissent. — Il n'est personne qui ne sache que le campêche et surtout la garance teignent en rouge les os des animaux auxquels on en fait manger. —

Plusieurs malades, qui avaient pris à l'intérieur des préparations de nitrate d'argent, ont offert le phénomène d'une coloration bleuâtre de la peau des mains et du visage. Or, si les substances que nous venons d'indiquer produisent un changement de couleur dans les tissus, pourquoi n'existerait-il pas des agents ayant la propriété de changer la couleur des cheveux blancs? Il est très-probable que si la physiologie, aidée de la chimie organique, se fût sérieusement occupée de cette question, il y a longtemps qu'elle serait résolue. Passons à d'autres faits.

Les physiologistes qui se sont livrés à l'étude spéciale du mécanisme de la digestion s'accordent à distinguer les aliments et boissons en deux grandes catégories.

A la première appartiennent toutes les substances digestibles, dont les principes ne se retrouvent ni dans les fluides ni dans les solides du corps humain, tels que les principes aromatiques de certaines plantes employées comme condiments : le thym, la sauge, le persil, l'oignon, l'ail, etc. Les principes volatils des éther, alcool, camphre, musc, etc., s'échappent par les voies pulmonaires.

La deuxième catégorie comprend toutes les substances qui s'assimilent aux fluides et aux solides des corps vivants, ou dont on constate la présence dans les sécrétions et excrétions de l'économie animale.

L'analyse chimique a démontré que les corps gras

ou aliments qui contiennent beaucoup de carbone et d'hydrogène, peu d'oxygène et point d'azote, pénètrent les tissus et s'y disposent sous forme de graisse.

Les aliments plastiques ou fibrineux, composés d'hydrogène, de carbone et d'azote, comme la chair dépouillée de graisse, les tendons, les cartilages, le gluten des céréales, etc., se portent directement sur le parenchyme des organes pour en opérer la nutrition et le développement.

Les matières fixes, résineuses, les principes extractifs des végétaux, se retrouvent, les uns dans le sang, les autres dans l'urine. La garance, par exemple, qui a beaucoup d'affinité pour le phosphate de chaux, pénètre et colore les os.

Tous ces faits et beaucoup d'autres, qu'il serait trop long de rapporter, prouvent évidemment que, si les os, la peau et les plumes d'animaux vivants se colorent sous l'influence des aliments et boissons, il doit en être de même des poils et cheveux, qui sont à l'homme ce que les plumes sont aux oiseaux. Nous croyons donc avoir suffisamment démontré que la coloration intérieure du système pileux est possible, et qu'affecter de l'incrédulité sur ce point n'est rien moins que raisonnable.

Nous citerons ici, comme se rattachant un peu à notre sujet, les expériences du docteur Boucherie, sur l'absorption capillaire des plantes.

Le docteur Boucherie creuse un trou autour d'un

arbre quelconque, et le déracine avec précaution en le laissant sur place ; puis il verse dans ce trou un liquide dans lequel sont dissous des sels métalliques ; les racines et les conduits sévifères absorbent ce liquide et le disséminent dans l'arbre entier, de telle sorte que le bois acquiert une grande dureté, et devient incorruptible. Les liquides colorés et parfumés sont absorbés avec la même facilité, et, après leur absorption, le bois offre la couleur ou exhale l'odeur du liquide qui a servi à l'arroser. Ainsi l'on transforme en bois très-durs les bois les plus tendres ; on leur donne à volonté la couleur d'ébène, de rose, de palissandre, etc.

On nous objectera que la comparaison n'est point exacte, attendu qu'il faudrait déraciner les cheveux de même qu'on déracine l'arbre.

A cette objection nous répondons : — Le déracinement du végétal n'est nécessaire que pour l'isoler complétement du sol, afin qu'aucune racine ni radicule ne puisse pomper d'autres sucs, d'autre liquide que ceux qu'on verse pour opérer la métamorphose. La vérité de cette assertion est prouvée par les mêmes expériences faites sur des arbustes isolés dans une caisse. On verse chaque jour le liquide métamorphosant sur la terre que contient la caisse jusqu'à saturation ; on continue encore pendant quelque temps cet arrosage, et bientôt l'arbuste prend la couleur, l'odeur et la consistance qu'on a voulu lui donner. On peut donc logiquement affirmer que le procédé chinois est au règne animal ce que le procédé Boucherie est au règne végétal; la comparaison est strictement exacte.

Le système pileux étant considéré comme appartenant à la vie végétative, les mêmes phénomènes qui se passent dans le parenchyme des arbres et des autres plantes doivent nécessairement avoir lieu dàns les cheveux, la barbe et les poils. En effet, après qu'une suffisante quantité de sels ferrugineux a été introduite dans le corps, la circulation s'en empare, et le sang chargé de ces sels les apporte aux racines des bulbes pileux, qui, à leur tour, les versent dans la tige; et, si cette huile, saturée de fer, peut être combinée avec un atome d'hydrogène ou à un principe tannique, elle doit nécessairement noircir et, avec elle, le cheveu tout entier.

La comparaison suivante fera encore mieux saisir aux gens du monde le phénomène de cette coloration.

On sait que l'encre à écrire est le produit de la combinaison de deux liquides, l'un contenant du sulfate de fer. et l'autre du tannin fourni par la noix de Galles; ces deux liquides. pris séparément, sont presque incolores; mais à peine sont-ils combinés, qu'ils se transforment en un liquide parfaitement noir. Eh bien! le même phénomène, offert dans la fabrication de l'encre, se passerait dans l'intérieur des cheveux, avec cette seule différence que dans ceux-ci la transformation s'opérerait plus lentement. L'huile ou moelle du cheveu représente le sulfate de fer ; l'eau et la pommade mélanogène remplissent l'office du tannin de la noix de Galles.

Maintenant que le lecteur a saisi nos démonstrations et s'est familiarisé avec les faits, il ne nous reste plus qu'à lui faire connaître les préparations ferrugineuses les plus absorbables.

Les médecins prescrivent le fer sous toutes les formes : l'eau et le vin ferrés, le lactate et le citrate de fer ; on peut aussi le prendre en pilules, en pastilles de chocolat, ou l'incorporer dans le pain, etc. L'eau ferrée, obtenue au moyen de l'oxydation d'une certaine quantité de clous, peut suffire, à la rigueur ; mais les personnes qui voudraient absorber une plus grande quantité de fer dans un plus court espace de temps, devront se mettre à l'usage des pilules ferrugineuses, dont la formule est écrite au Formulaire qui termine cet ouvrage.

RÉGIME MÉLANOGÉNÉSIQUE POUR RETARDER OU ARRÊTER LE GRISONNEMENT ET IMPRIMER AUX FOLLICULES PILEUX UNE NOUVELLE FORCE ABSORBANTE.

Sans se déranger en rien de sa manière de vivre habituelle, on se met à l'usage des ferrugineux, dont on augmente graduellement la dose, ainsi qu'il est dit au Formulaire de cet ouvrage, au bas de la formule des pilules ferrugineuses.

Nous ferons observer que la forme pilulaire n'est pas de rigueur, et qu'on peut, selon les goûts, lui substituer telle ou telle autre préparation ferrugineuse ; l'essentiel, c'est que le fer arrive dans la circulation et soit absorbé par les racines des bulbes pileux. Il sera bon de boire chaque jour soit du thé, du café, soit une infusion de chicorée sauvage, de camomille ou de toute autre plante riche en principes tanniques. Les asperges, les artichauts, etc., les confitures de coings, de prunes et tous les fruits acerbes sont recommandés. Les personnes qui aiment la salade dite *barbe de capucin* feront bien d'en manger, assaisonnée avec de l'huile fraîche de chènevis, s'il est possible.

Après quinze ou vingt jours de ce régime, on commence le traitement extérieur suivant :

1° Dégraisser les cheveux et le cuir chevelu avec parties égales d'eau tiède et d'alcoolé savonneux, indiqué au Formulaire.

2° Après avoir essuyé et séché les cheveux, prenez gros comme une noisette de pommade mélanogène et frictionnez-en le cuir chevelu pendant quelques minutes ; cela fait, couvrez-vous la tête d'une coiffe imperméable. Continuez les mêmes frictions pendant six jours. Le septième jour dégraissez les cheveux comme précédemment, séchez-les avec des serviettes, puis recommencez les frictions avec la pommade mélanogène. De sept en sept jours on dégraissera le cuir

9

chevelu avec l'alcoolé savonneux, pour le débarrasser de l'enduit graisseux et favoriser son action absorbante. Les frictions devront être continuées pendant
quarante à cinquante jours.

Telle est la marche à suivre pour le traitement mélanogénésique ; mais surtout qu'on n'aille point se
bercer d'un chimérique espoir sur l'infaillibilité de
ce traitement, car les succès, assez rares, sont entièrement subordonnés, comme nous l'expliquerons
tout à l'heure, à l'énergie des fonctions absorbantes
du cuir chevelu.

Un médecin qui assurerait pouvoir guérir la même
maladie, n'importe chez quel individu, avec le même
médicament, donné à la même dose, serait taxé d'em-
pirique, sinon de charlatan ; car la marche et le mode
d'action de cette maladie ne sont point identiques
chez tous les individus, par la raison qu'il y a une
foule de nuances dans les âges, les constitutions, les
tempéraments, etc..., et que de ces nuances résul-
tent des différences très-marquées dans le jeu de la
machine humaine, c'est-à-dire dans ses fonctions physiologiques.

Dans le cas qui nous occupe, les choses se passent
strictement de même. Le traitement mélanogène sera,
pour tel individu, suivi de succès, tandis que pour tel
autre il restera stérile. Cette différence dans le résultat dépend de la faculté absorbante du cuir chevelu.
Si les molécules mélanogènes ont été absorbées en

suffisante quantité, les cheveux noircissent infailliblement; au contraire, si l'absorption a été nulle ou
presque nulle, les cheveux restent blancs, et, nous
ne devons pas le laisser ignorer, cette absorption est
très-difficile. Or, si le succès du traitement est entièrement subordonné à l'absorption, il s'agit d'étu-
dier quels sont les moyens les plus sûrs de favoriser
cette absorption. Voici ce que nous apprennent les
travaux des plus célèbres physiologistes à cet égard.

Théorie de l'absorption vitale. — L'activité des fonctions absorbantes de la peau exige deux
conditions: la première est inhérente aux substances
que leur nature rend plus facilement absorbables ; la
seconde repose sur la force et l'énergie des vaisseaux
absorbants à exécuter leurs fonctions.

En partant de ce principe, nous arrivons, avec le
secours de l'expérience, à savoir qu'une substance
est d'autant plus facilement absorbée qu'elle est plus
liquide, qu'elle est de nature à mieux se combiner
avec les sucs organiques et qu'elle exalte davantage
la vitalité de l'organe avec lequel elle est mise en contact. L'eau, la salive, les corps gras et volatils, sont
d'excellents véhicules pour favoriser l'absorption ; les
acides, au contraire, et les substances qui contiennent
du tannin retardent et empêchent souvent l'activité
absorbante.

D'une autre part, la fonction absorbante varie selon l'état dans lequel se trouve l'organisme entier et

la peau en particulier. Plus un sujet est pléthorique, moins il absorbe, et, contrairement, plus il est faible, débile, plus l'absorption se fait chez lui avec activité. — Une peau sèche et dure absorbera moins qu'une peau souple, excitée par des frictions ; les orifices absorbants de l'une restent fermés ou très-peu ouverts, tandis que ceux de l'autre sont béants.

Un des principaux obstacles qui s'opposent à l'absorption est l'épiderme, parce qu'il ne se laisse pénétrer qu'avec une extrême lenteur ; aussi l'a-t-on comparé à une couche de vernis destiné à garantir la peau des influences extérieures. L'épiderme s'oppose à l'absorption des virus, par le même mécanisme qu'une couche de vernis, appliquée sur un corps, s'oppose à l'imbibition des liquides. Cependant, lorsque l'épiderme demeure longtemps en contact avec une matière humide, l'imprégnation finit par avoir lieu. Ainsi, le contact prolongé d'un cataplasme sature d'humidité l'épiderme, qui blanchit et se gonfle.

De ces diverses considérations il résulte que les véhicules les plus propres à l'absorption de substances médicamenteuses et cosmétiques sont l'eau et les matières grasses ; que les moyens les plus sûrs pour favoriser l'absorption sont l'excitation de la peau et la dénudation de l'épiderme, parce qu'alors les orifices absorbants se trouvent à nu. Mais, comme ce dernier moyen n'est employé que dans les circonstances extrèmes, on pratique ordinairement des fric-

tions sur la partie, soit sèches, soit avec des substances irritantes. Les frictions sèches ont la propriété de rougir la peau en attirant plus de sang à la
surface et en augmentant l'activité vitale ; les liquides,
les teintures et pommades excitantes, ajoutent encore
à l'action stimulante des frictions. La couche épidermique étant modifiée par ce moyen, la circulation
sanguine locale marche plus rapidement, la stimulation se propage aux vaisseaux absorbants, leurs orifices se dilatent, s'ouvrent, et l'absorption s'opère.

Telle est la théorie de l'absorption que nous nous
sommes efforcé de mettre à la portée de tous les lecteurs, afin qu'ils pussent se rendre raison du succès
ou de l'insuccès du traitement mélanogène.

Lorsque ce traitement est impuissant à régénérer
la couleur noire, il augmente toujours la vitalité du
système pileux, le fortifie et prévient ainsi la décoloration imminente des cheveux noirs qui restent. Chez
beaucoup de personnes, il obtient un résultat des plus
remarquables, celui de provoquer la chute des cheveux blancs, qui repoussent bientôt plus ou moins
colorés. Ce phénomène, tout à fait dans l'ordre des
lois physiologiques, cessera de paraître extraordinaire, si l'on réfléchit à ce qui se passe dans le cuir
chevelu.

En effet, le traitement ferrugineux a, comme nous
venons de le dire, fortifié le système pileux ; les sucs
nutritifs arrivent plus abondants, plus colorés, dans

les follicules, et sont pompés par les racines, qui les transmettent à la tige, et celle-ci, de languissante qu'elle était, reprend une nouvelle vigueur. La racine des cheveux blancs disséminés dans la masse de la chevelure, et qui, à cause de leur état d'étiolement, de faiblesse trop avancée, n'ont pu pomper les sucs nutritifs, se dessèche peu à peu et tombe d'elle-même. Cette chute arrive ordinairement lorsqu'on se peigne; on est tout étonné de ne trouver entre les dents du peigne que des cheveux blancs à racines desséchées. Or, il nous paraît incontestable que ce moyen de faire la guerre aux cheveux blancs est mille fois préférable aux pinces de l'épileuse.

Jusqu'à ce qu'on ait découvert la substance assimilable qui doit teindre intérieurement les cheveux en noir, comme la garance teint les os en rouge, nous conseillerons le traitement ferrugineux comme ayant une influence positive sur le système pileux. Déjà plusieurs éminents médecins avaient observé que la chevelure des sujets soumis aux préparations de fer croissait belle et vigoureuse, était exempte de calvitie et grisonnait beaucoup plus tardivement; nos propres observations ont confirmé ce fait.

Il existe une autre pommade mélanogène, dont il a été rendu compte dans une brochure, qui a la propriété de blondir ou de noircir les cheveux. C'est à proprement parler une teinture extérieure qui, appliquée chaque jour sur les cheveux, les revêt chaque fois d'une teinte plus foncée ; de telle sorte qu'on peut obtenir, selon le nombre des applications, depuis le blond clair jusqu'au noir foncé.

Nous répéterons, en terminant, que l'art mélanogénésique n'étant encore qu'à son début, ses résultats ne sauraient être certains ; mais l'influence que le traitement ferrugineux exerce sur le système pileux est incontestable, et nous consignerons ici les conclusions d'un médecin, résumant les curieuses observations faites sur cent personnes qui ont suivi ce traitement avec plus ou moins de persévérance :

Le traitement mélanogène n'a point fourni les magnifiques résultats que nous en attendions ; cependant, la plupart des sujets qui s'y sont soumis avec persévérance ont offert des phénomènes physiologiques fort intéressants pour la science.

1° Dans tous les cas observés, le traitement ferrugineux a imprimé une impulsion favorable à la croissance des cheveux, surtout chez les sujets où elle était languissante.

2° La pommade mélanogène, employée seule, a obtenu un prompt succès, dans un grand nombre de cas de chute opiniâtre de cheveux qui avait résisté à divers traitements médicaux.

3° Sous l'influence du traitement ferrugineux, les cheveux blancs de plusieurs têtes grisonnantes sont tombés sans qu'aucun cheveu noir participât à cette chute. Ce phénomène, dont nous avons donné, plus haut, la raison probable, a vivement inquiété les sujets qui avaient plus de cheveux blancs que de noirs; mais ces inquiétudes se sont évanouies au bout de quelques semaines par l'apparition d'une nouvelle pousse de cheveux légèrement colorés.

4° La tête des personnes qui ont subi le traitement mélanogène offre souvent cet autre phénomène : les cheveux blancs qui s'efforcent de pousser parmi les noirs n'arrivent jamais qu'à l'état d'embryon, c'est-à-dire courts, petits, très-frêles et non viables, par la raison que les cheveux noirs, plus vigoureux, absorbent presque tous les sucs nutritifs, au détriment des petits cheveux blancs, qui, privés de nourriture, languissent, se dessèchent et tombent d'eux-mêmes.

5° Deux sujets seulement ont obtenu une régénération brune ; ces deux sujets étaient convalescents d'une longue maladie, et l'on sait que plus on est faible plus l'absorption est énergique.

6° Enfin, dans tous les cas observés, le traitement ferrugineux a été favorable aux cheveux et aux constitutions débiles.

CHAPITRE IX.

DES DIVERS PROCÉDÉS EMPLOYÉS, CHEZ LES PEUPLES
ANCIENS ET MODERNES, POUR TEINDRE LA
BARBE ET LES CHEVEUX.

On fait remonter à la magicienne Médée l'origine des teintures pileuses. Le rajeunissement du vieil Éson ne serait, d'après quelques archéologues, que la métamorphose d'une chevelure blanche en une chevelure noire. L'aventure du sculpteur Myron, rapportée dans la biographie de *Laïs de Corinthe* (1), prouve que ces sortes de teintures étaient parfaitement connues des anciens Grecs, qui, eux-mêmes, tiraient leurs secrets de l'Inde et de l'Égypte. Les apostrophes de plusieurs satiriques de ces époques ne laissent aucun doute à cet égard. Mais ce fut surtout chez les Romains qu'on en fit un fréquent usage ; hommes et femmes teignaient leurs cheveux en noir, en blond, et, plus souvent, en blond doré, couleur

(1) Voyez l'intéressant ouvrage intitulé *Physiologie des perfections et beautés de la femme.*

9.

qui fut longtemps à la mode. — Depuis un temps immémorial, les Chinois sont en possession d'un secret précieux pour régénérer la couleur noire des cheveux blancs. — Les Orientaux ont aussi leurs procédés de teinture : leurs femmes se servent journellement d'une préparation appelée *surmé* pour se noircir les sourcils et les cils. — Les femmes arabes et les Mauresques teignent en jaune-roux l'extrémité de leurs cheveux avec la poudre d'une plante que les indigènes nomment *henna*. — Enfin, chez nous, Européens, l'industrie teinturière annonce chaque jour de merveilleuses découvertes pour déguiser le grisonnement, ce signe précurseur d'une décrépitude prochaine.

Nous allons démontrer rapidement que toutes les préparations dont on s'est servi jusqu'ici pour teindre les cheveux sont défectueuses ou nuisibles. Les teintures composées de substances purement végétales ne tiennent point, se détrempent à l'humidité, et salissent les coiffures. Les teintures métalliques, hormis celles de fer, sont doublement dangereuses, d'abord parce qu'elles contiennent des substances mordantes, corrosives, caustiques, qui dessèchent ou brûlent la tige du cheveu et altèrent la vitalité de son bulbe ; parce qu'ensuite ces substances, étant absorbées et charriées dans le torrent de la circulation, peuvent encore porter une grave atteinte à la santé générale. Aussi, quels affreux ravages toutes ces

teintures occasionnent-elles aux têtes grisonnantes !
Les révélations suivantes pourront en faire apprécier
les dangers :

L'*eau de Chine* n'est autre chose qu'une dissolution de nitrate d'argent (pierre infernale) dans une
eau aromatique. — L'*eau d'Afrique* et l'*eau de Perse*,
même composition. — La *crème de Tombouktou* est
une préparation de nitrate de plomb et d'acide hy-
drosulfurique. — Le *double extrait mélaïnocome*, une
solution de noix de Galles, aiguisée d'acide sulfurique. — La *pommade éthiopienne*, un composé de
chaux et d'arsenic. — Le *savon de la reine d'Éthio-
pie*, un amalgame d'huile grasse et d'oxyde de plomb.
Enfin, la chaux, la potasse caustique, les nitrates
d'argent, de mercure et de bismuth ; les acétates de
cuivre et de plomb ; les acides nitrique, sulfurique et
sulfhydrique ; l'hydrosulfate de soude, etc., forment la
base de toutes ces eaux, pommades et savons *pour
teindre les cheveux* dont les annonces remplissent les
journaux et dont les affiches tapissent les rues. Les
maux de tête, d'yeux, d'oreilles, la perte des
dents, etc., peuvent résulter de leur emploi, et, ce
qui n'arrive que trop fréquemment, la chute du peu
de cheveux qu'on aurait conservés sans le funeste
usage de ces teintures.

Dans les Annales d'hygiène et de médecine légale,
on trouve plusieurs cas d'accidents causés par la teinture des cheveux et de la barbe. Un garçon épicier

ayant les cheveux rouges s'adressa à un coiffeur de
Paris, possesseur d'une eau infaillible, pour les lui
teindre en noir. Quelques heures après l'application
du spécifique, la métamorphose eut lieu complète-
ment; mais, le lendemain, le garçon épicier fut atteint d'un érésipèle au cuir chevelu et porta plainte
contre le coiffeur. MM. Marc, médecin, et Chevalier,
pharmacien, furent requis par l'autorité pour analyser l'eau en question, et trouvèrent les quantités suivantes :

Chaux.	30 grammes.	
Oxyde de plomb. . .	2 —	40 centigr.
Silice.	7 grammes.	
Sulfhydrate de soude.	5 —	
Eau.	quantité indéterminée.	

Un officier, dont les cheveux étaient blond hasardé
et la barbe d'un rouge ardent, se détermina à les
faire teindre pour plaire à une jeune demoiselle dont
il était épris. Il consulta, à cet effet, un parfumeur
qui lui vendit un flacon d'eau d'Égypte teignant les
poils à la minute ; mais, deux heures après l'application de cette eau merveilleuse, l'officier sentit une
vive cuisson au visage, et, s'étant approché d'une
glace, il aperçut la peau que recouvraient ses favoris
et ses moustaches noircie par la pierre infernale
dissoute dans l'eau d'Égypte. Pendant la nuit, un érésipèle se déclara à la face ; l'homme de l'art fut ap-

pelé pour le combattre, et l'officier jura de ne jamais plus avoir la folle envie de se teindre la barbe.

Alibert cite une jeune femme qui éprouva de violentes migraines et une inflammation très-douloureuse du conduit auditif, pour avoir répandu sur ses cheveux la fameuse *eau d'ébène* que lui avait vendue un charlatan femelle: Mais là ne se borna point le funeste effet de la teinture, cette malheureuse victime de remèdes secrets vit passer ses cheveux à l'état de gélatine.

On rapporte, dans un journal de chimie appliquée à la médecine, l'observation suivante :

Une dame, après avoir fait usage d'une teinture, annoncée dans les journaux comme infaillible et nullement dangereuse, éprouva de vives démangeaisons au cuir chevelu, qui furent suivies d'une grave éruption pustuleuse. Ses cheveux ne tardèrent pas à tomber, en partie brûlés ; quelques jours plus tard, elle fut atteinte d'une *otalgie*, ou maladie de l'oreille interne, à laquelle succéda un écoulement fétide. Un médecin fut appelé, et ne parvint qu'avec peine à modérer la douleur ; toutes les ressources de son art échouèrent contre l'écoulement. Plusieurs autres médecins ne furent pas plus heureux, et, malgré leurs efforts, la maladie de l'oreille persiste encore aujourd'hui, sans espoir de guérison.

Tout récemment encore, une crédule grisonnante s'étant laissé prendre à l'amorce d'une annonce,

acheta une teinture merveilleuse qui noircissait *à la
minute*. A peine s'en fut-elle servie, que ses cheveux
se ramollirent au point de s'allonger comme du caoutchouc, et au bout de quelques heures, lorsqu'ils furent sccs, ils se brisèrent comme des fils de verre.
Désespérée, honteuse de cet affreux accident, au lieu
de porter plainte, la pauvre dame se résigna triste-
ment à cacher sous une perruque sa tête à moitié
dépilée.

Nous avons été nous-même témoin oculaire des
funestes effets de ces teintures où le *sulfhydrate de
soude* joue le rôle principal. Plusieurs dames sont
venues nous montrer leurs cheveux, dont une grande
partie, attaqués par la soude caustique, étaient presque réduits en gélatine. Nous n'avons pu que déplorer ce triste accident, sans pouvoir y porter remède ;
car, la substance du cheveu une fois désorganisée,
il n'est plus possible de la ramener à son premier
état.

Ces exemples, malheureusement plus nombreux
qu'on ne pense, et qui doivent être considérés comme
des empoisonnements partiels, n'empêchent pas une
foule d'individus aux poils roux, de femmes aux cheveux argentés, et de prétentieux grisonnants, d'avoir
recours à une de ces teintures. Nous sommes loin de
les accuser de vouloir cacher sous une teinte uni-
forme des cheveux gris, à reflets fort désagréables ;
mais ce dont nous les blâmons, c'est d'accorder in-

considérément leur confiance à telle ou telle teinture, sans aucune investigation sur son origine. Une personne sage devrait d'abord s'informer de quelle source vient la teinture dont elle veut se servir; si son auteur possède les connaissances physiologiques et chimiques indispensables aux expériences qu'il a dû faire pour arriver à la découverte d'un procédé qui ne soit point nuisible. Car, en bonne conscience, quelle garantie peut offrir la teinture d'un parfumeur, d'un perruquier ou d'une épileuse, qui ne possèdent aucune de ces connaissances? Évidemment, si l'on faisait ses réflexions avant d'acheter, bon nombre de têtes n'auraient pas à déplorer la perte de leurs cheveux.

Nous expliquerons en quelques lignes la combinaison des teintures pileuses usitées avec la substance du cheveu, combinaison qui est toujours au détriment de celui-ci.

Toute teinture pileuse est composée d'un ou de plusieurs sels métalliques et d'un alcali ; ce dernier agent est nécessaire pour modifier l'affinité du soufre contenu dans le cheveu et le rendre colorable. Or, voici comment s'opère la coloration du cheveu par la teinture :

Les cheveux blonds et roux ne contiennent que peu de fer, mais en revanche le soufre s'y trouve en excès ; dans les cheveux blancs le fer manque complétement, et l'excès du soufre y est encore plus considérable que dans les premiers. Il résulte de cette composition que les cheveux blonds, roux et blancs étant mis en contact prolongé avec des sels métalliques combinés à des alcalis, il se forme autour du cheveu et dans sa substance même un sulfure d'argent, de plomb, de bismuth, de mercure, etc., selon le métal employé. La coloration est d'autant plus prompte, plus noire, que la teinture est composée de sels acides et d'alcalis plus actifs. Aussi, toutes les teintures qui agissent promptement, *à la minute*, ainsi que l'annoncent les teinturiers en cheveux, la plupart fort ignorants en fait de combinaisons chimiques, toutes ces teintures sont à rejeter, car elles attaquent la substance du cheveu, la ramollissent et la dissolvent, la dessèchent et la brûlent ; elles peuvent encore nuire au cuir chevelu et porter atteinte à la santé par l'absorption de leurs principes caustiques.

Maintenant que le lecteur connaît le mode d'action des teintures pileuses, nous allons mettre sous ses yeux les diverses préparations que l'industrie exploite largement au détriment des chevelures et barbes grisonnantes ; préparations accompagnées de prospectus plus ou moins pompeux, mais dont la base est toujours un sel métallique uni à un alcali.

N° 1.

PROCÉDÉ ORDINAIRE.

Minium pulvérisé. . . . 1 partie.
Hydrate de chaux. . . . 4 —

Mélangez ces deux substances, et arrosez-les avec une solution faible de potasse, de manière à donner la consistance d'une bouillie claire.

Les cheveux sont d'abord frottés avec cette bouillie, puis recouverts avec une feuille de papier mouillée ; cela fait, on enveloppe bien la tête avec un ou deux foulards, de manière à développer la température nécessaire à la combinaison. Après trois ou quatre heures, on se lave avec de l'eau fortement vinaigrée, pour dissoudre la chaux et l'oxyde de plomb, qui restent attachés au corps du cheveu, et l'on termine par le nettoyage avec un jaune d'œuf.

Ce procédé serait, suivant son auteur, le moins nuisible de tous les procédés connus ; ce qui ne veut pas dire qu'il soit exempt de tout inconvénient, car cette préparation est à peu près la même que celle qui endommagea si fortement le cuir chevelu du garçon épicier dont nous venons de rapporter l'observation.

N° 2.

EAU DE CHINE.

Nitrate d'argent. . . . . . 1 partie.
Chaux hydratée. . . . . . 4 —

Faites dissoudre dans quantité suffisante d'eau et filtrez. — Cette teinture donne un noir terne à reflets rougeâtres ; elle altère le cheveu, qui se dénude et rougit au bout de quelque temps.

N° 3.

PROCÉDÉ INDIQUÉ PAR BERZÉLIUS.

Nitrate d'argent. . . . . . 1 partie.
Chaux éteinte. . . . . 2 —

Broyez le nitrate et la chaux ; ajoutez un peu d'huile ou de pommade, et rebroyez de nouveau, jusqu'à parfait mélange. Le corps gras a été ajouté afin de prévenir l'action noircissante du nitrate d'argent sur la peau.

Ce procédé serait moins nuisible que le précédent, mais le corps gras rend la coloration difficile, incertaine. Nous l'avons essayé sans succès.

N° 4.

PATE POUR NOIRCIR LES CHEVEUX.

EXTRAIT DE L'OFFICINE DE PHARMACIE.

Azotate d'argent. . . .	15 grammes.
Proto-azotate de mercure.	15 —
Eau distillée.	135 —

Faites dissoudre, filtrez et lavez le dépôt avec quantité d'eau suffisante pour obtenir 165 grammes de soluté.

Préparez, avec se soluté et un peu d'amidon, une pâte demi-liquide avec laquelle vous enduirez les cheveux. Recouvrez immédiatement la tête d'une coiffe de taffetas gommé. Cette application se fait le soir ; le lendemain, on se lave les cheveux, et, après les avoir séchés, on les pommade.

Cette préparation, où la pierre infernale est unie au nitrate de mercure, rudit le cheveu, le dessèche, le ternit, et, au bout de quelques jours, la chevelure offre des reflets rougeâtres des plus désagréables ; quelquefois la racine des cheveux revêt une couleur lie de vin. Cette teinture, malgré son origine, ne vaut pas mieux que les autres.

N° 5.

POUDRE DITE DE HAHNEMANN.

CETTE POUDRE EST CELLE QUE VENDENT PRESQUE TOUS LES
TEINTURIERS ET TEINTURIÈRES EN CHEVEUX.

Litharge porphyrisée. . . 250 grammes.
Chaux éteinte. . . . . 125 —
Amidon en poudre. . . 65 —

Manière de s'en servir. — Prenez suffisante quantité de cette poudre, que vous mettrez dans un vase et convertirez en bouillie avec de l'eau tiède. Appliquez cette bouillie sur les cheveux, que vous recouvrirez d'un papier brouillard humide, et mettez un serre-tête de toile gommée. Au bout de quatre ou cinq heures, retirez le serre-tête et lavez les cheveux avec de l'eau vinaigrée, afin de dissoudre l'excès de chaux et d'oxyde de plomb attaché aux cheveux ; séchez et pommadez.

Ce procédé, à peu près semblable au procédé ordinaire n° 1, offre l'inconvénient de vous faire passer six à sept heures, la tête enveloppée de papier brouillard, de serviettes, de foulards, et celui de produire une couleur violacée, roussâtre, si l'on quitte le serre-tête trop tôt. Après sept heures, les cheveux sont arrivés au noir foncé, mais on peut dire aussi qu'ils sont cuits ; car, à la seconde teinture, ils se brisent juste à l'endroit où s'est arrêtée la première, et la tête n'offre bientôt plus qu'une masse de cheveux courts, inégaux, avec lesquels il est désormais impossible de construire une coiffure passable.

N° 6.

AUTRE.

Acétate de plomb. . . . 2 parties.
Chaux carbonatée. . . . 3 —
Chaux éteinte. . . . . 4 —

Même résultat que celui de la formule précédente.

N° 7.

EAU D'ÉGYPTE.

Nitrate d'argent. . . . 1 partie.
Nitrate de bismuth. . . 1 —
Sous-acétate de plomb. . 4 —

Dissolvez dans suffisante quantité d'eau chaude, et, avec une éponge, mouillez-en les cheveux ; au bout d'une heure, trempez une autre éponge dans une eau de Baréges concentrée, et promenez-la sur les cheveux. Cette dernière opération est pour noircir la couleur.

Toujours et partout des sels d'argent, de bismuth, de mercure et de plomb !

N° 8.

TEINTURE AU PLOMBITE DE CHAUX.

Frappé des nombreux inconvénients et des accidents occasionnés par les procédés secrets, un professeur de la Faculté de médecine de Paris a cherché à les atténuer, en publiant un travail sur la coloration externe des cheveux ; après avoir décrit plusieurs procédés, il donne celui qui suit comme le plus innocent :

Sulfate de plomb. . .	4 parties.
Chaux hydratée. . . .	4 —
Eau.	30 —

Faites bouillir pendant cinq quarts d'heure et filtrez la liqueur.

Pendant l'ébullition, la chaux s'est emparée de l'acide sulfurique, et le protoxyde de plomb, mis à nu, a été dissous dans l'excès de chaux.

Manière d'opérer. — Dégraissez d'abord les cheveux, puis humectez-les avec la liqueur filtrée qu'on a fait chauffer à 30 degrés. Trempez ensuite plusieurs feuilles de papier brouillard dans la même liqueur, et appliquez-les sur les cheveux ; cela fait, mettez un serre-tête de toile gommée Au bout de sept à huit heures, les cheveux ont acquis une belle couleur noire.

Ce procédé, que nous avons scrupuleusement expérimenté, loin de fournir les résultats que lui prête son inventeur, ne donne aux cheveux qu'un noir douteux, à reflets roux, qui, après quelques jours, passe au rouge brique ; de plus, on y retrouve toujours la chaux et le plomb, qui ne sont rien moins qu'amis des cheveux. Malgré tout notre respect pour l'illustre professeur, nous persistons à dissuader nos lecteurs de se servir de ce moyen.

On a essayé de rendre ce procédé plus prompt, en mouillant les cheveux, après trois heures, avec le sulfure de potassium, mais la couleur obtenue a toujours été d'un noir à reflets roux.

N° 9.

TEINTURE UNIQUE ET MAGNIFIQUE,

COMPOSÉE PAR UN COIFFEUR QUI DÉFIE LA CHIMIE DE L'ANALYSER.

Un semblable défi ne pouvait être porté que par un coiffeur ignorant.

L'analyse chimique a facilement démontré la composition suivante :

Litharge.	4 parties.
Sulfhydrate de soude. .	2 —
Eau.	12 —

Une mèche de cheveux, trempée dans cette liqueur, arrive au noir en quelques minutes ; mais malheur à l'imprudent qui s'en sert !... les cheveux, violemment attaqués par la soude caustique, sont ramollis au point de s'allonger comme les filets de caoutchouc, et, pour peu que les cheveux restent une minute de plus en contact avec la *teinture unique,* ils risquent fort d'être dissous en gélatine. Les résultats de cette teinture, observés sur une tête, sont ceux-ci : — Les cheveux, d'abord ramollis et presque glutineux, reviennent peu à peu sur eux, après avoir été lavés à l'eau fraîche ; mais leur substance desséchée, racornie, a perdu pour toujours son élasticité ; à chaque coup de peigne, les cheveux se brisent, tombent, et la chevelure est entièrement perdue.

Le conseil d'hygiène publique devrait provoquer l'interdiction de la vente d'une semblable teinture et de ses analogues ; car, s'il est permis de tromper l'acheteur en lui vendant une substance inerte, il devrait être sévèrement défendu de débiter des teintures qui ont des résultats si funestes.

N° 10.

EAU DE JOUVENCE.

FLUIDE TRANSMUTATIF, EAU DE MAILLY, D'ALBERT, EAU MEXICAINE, COLOMBIENNE, AFRICAINE, ÉTHIOPIENNE, ETC.

Toutes ces teintures composées de deux flacons ont la même base.

Premier flacon.

Azotate d'argent. . . . 4 parties.
Eau distillée. . . . . 20 —

Les uns colorent en bleu la solution argentique avec du nitrate de cuivre, les autres le colorent en jaune avec du tartrate de fer, d'autres en vert, en rose, etc., etc., d'autres enfin, lui laissent sa couleur naturelle.

Deuxième flacon.

La propriété de ce deuxième flacon est de sulfurer ou noircir la solution argentique dont les cheveux sont imprégnés.

Le contenu de ce flacon est :

Acide sulfhydrique pur, ou sulfure de potassium, ou de soude dissous dans l'eau, ou encore :

10

Hydrosulfure d'ammoniaque. . 50 grammes.
Soluté de potasse. . . . . 12 —
Eau distillée. . . . . . 30 —

Cette teinture, adoptée par un grand nombre de coiffeurs, parce qu'on leur faisait l'énorme remise des deux tiers de la vente, est, comme les autres teintures de ce genre, composée de nitrate d'argent et d'un sulfure.

Les cheveux sont d'abord mouillés avec la dissolution argentique ; après une heure d'action, on les touche avec la liqueur du deuxième flacon, et aussitôt il se forme autour et dans la substance du cheveu un sulfure d'argent, dont le noir est parfois verdâtre, et, d'autres fois, offre des reflets d'un roux désagréable ; il arrive même quelquefois que les cheveux et la barbe revêtent une couleur lie de vin à leur racine ; c'est ce qu'on voit assez souvent sur les boulevards de Paris, chez les coquets âgés qui se font teindre la barbe. A la couleur terne, verdâtre ou roussâtre, l'œil le moins expérimenté découvre bientôt l'artifice.

Que les personnes qui se font teindre retiennent bien cette vérité : la potasse et la soude sont, de tous les alcalis, ceux qui altèrent le plus violemment la cohésion du cheveu et détruisent le plus promptement sa substance.

N° 11.

TEINTURE DITE ANGLAISE.

Brou de noix.. . . . . 150 grammes.
Litharge. . . . . . 60 —
Chaux délitée. . . . . 50 —

Délayez dans une eau de lessive forte et enduisez les cheveux. Dans cette préparation, aussi malfaisante que les autres, la chaux et le plomb se rencontrent toujours, et le brou de noix n'a été ajouté que pour atténuer l'action de l'alcali. La coloration obtenue par ce procédé se rapproche de la couleur de suie.

N° 12.

TEINTURE ARGENTIQUE.

MOINS NUISIBLE AUX CHEVEUX QUE LES PRÉCÉDENTES.

Préparez, d'une part, une solution très-faible de chlorure d'argent dans l'eau distillée ; préparez, d'une autre part, une solution concentrée de sulfure de potassium, également dans l'eau distillée, et servez-vous de ces deux liqueurs de la manière suivante :

Le soir, avant de vous coucher, trempez un peigne dans la première liqueur, peignez vos cheveux ; puis couvrez immédiatement la tête d'une coiffe de toile gommée.

Le lendemain matin, trempez un autre peigne dans la deuxième liqueur, et peignez vos cheveux comme la première fois. Enfin, pour terminer, trempez votre premier peigne dans la liqueur argentique, et peignez de nouveau vos cheveux. L'opération étant terminée, essuyez bien vos cheveux, et oignez-les avec de l'huile antique ou de la pommade fraîche, pour leur donner la souplesse et le brillant.

Cette teinture aurait moins d'inconvénients que les autres, si elle réussissait à produire la couleur noire ; mais il arrive toujours qu'elle donne une teinte rougeâtre ou jaunâtre. On n'obtient qu'avec peine la coloration noire, et encore est-il nécessaire de pratiquer l'opération chaque jour, jusqu'à ce que l'on soit arrivé à la nuance désirée.

N° 13.

POMMADE ARGENTIQUE.

Nitrate d'argent.	8	grammes.
Crème de tartre.	8	—
Ammoniaque..	15	—
Axonge..	15	—

Préparez dans un mortier de verre. On doit se servir d'une brosse pour appliquer cette pommade, parce qu'elle tacherait la peau des doigts. Cette pommade n'a qu'un petit inconvénient, celui de tacher la peau et de ne point noircir les cheveux. Le dégraissage étant nécessaire pour que le nitrate d'argent puisse mordre le cheveu, il arrive que, s'il est enduit d'un corps gras, la solution argentique glisse dessus, et son action devient complétement nulle.

N° 14.

AUTRE TEINTURE ARGENTIQUE.

Premier flacon.

Solution rapprochée de *protochlorure d'étain.*

Deuxième flacon.

Solution étendue d'*azotate d'argent.*

Touchez les cheveux avec le premier flacon, et laissez mordre pendant vingt ou trente minutes. Puis, après avoir essuyé les cheveux, touchez-les avec la solution argentique. Laissez agir pendant une heure.

Cette teinture arrive quelquefois à un très-beau noir; mais sa couleur déteint et devient rousse en peu de temps.

Un médecin nous a communiqué le procédé suivant, qui ne nous a point réussi :

Mouillez les cheveux avec une dissolution alcoolique d'acétate de plomb, et, après deux heures, remouillez les cheveux avec eau de Baréges.

10.

N° 15.

TEINTURE VÉGÉTALE.

Un journal scientifique allemand donne la recette suivante comme teignant en noir les cheveux blancs :

Écorces de noix vertes.	125 grammes.
Gros vin rouge.	200 —

Faites bouillir jusqu'à consomption d'un tiers et ajoutez sulfate d'alumine à base de potasse, 50 grammes. Frottez les cheveux avec cette liqueur pendant plusieurs jours, et ils acquerront une belle couleur noire.

Les résultats de cette recette nous paraissent fort douteux, attendu que les teintures végétales ne mordent point les cheveux, même à la température de 50 degrés. Les cheveux morts, que l'on teint avec la noix de Galles et le sulfate de fer, exigent une ébullition prolongée.

N° 16.

PROCÉDÉ DIT AMÉRICAIN.

Nitrate d'argent. . . .	1 partie.
Nitrate de bismuth.. . .	1 —
Eau distillée..	6 —

Mouillez les cheveux avec cette solution trouble; au bout d'une heure, touchez avec acide sulfhydrique. Cette teinture est à peu près semblable à celles portant les n°s 6 et 9 ; ses résultats et ses dangers sont les mêmes.

CHATAIN.

Toutes les teintures dont on s'est servi jusqu'à présent sont impropres à produire le châtain clair, le châtain foncé et les diverses nuances de blond. Il n'y a, en réalité, que la *teinture hygiénique*, dont nous parlerons tout à l'heure, qui puisse donner deux ou trois nuances. « Lorsque vous lirez, sur les affiches, prospectus et annonces de l'industrie : *Teinture en toutes nuances*, vous saurez désormais ce que cela veut dire, répondait en riant un habile coiffeur à un de ses clients, victime d'un prospectus, et qui se plaignait d'avoir été teint en roux au lieu d'un beau blond qu'on lui avait promis... *Teinture en toutes nuances*, ajouta le coiffeur, signifie littéralement : *noir-noir terne, noir bronze, roux foncé, carotte et queue de vache* ; car, depuis trente ans que j'exerce et use de toutes les teintures, je n'ai jamais pu obtenir que ces malheureuses nuances. »

BLOND.

On obtient généralement un blond douteux, c'est-à-dire tirant sur le roux, avec les mêmes poudres et dissolutions métalliques employées pour la teinture noire, seulement on les laisse moins longtemps agir sur les cheveux. Les personnes qui ont l'habitude de se teindre elles-mêmes par les procédés ordinaires savent très-bien qu'avant d'arriver au noir les cheveux ou la barbe passent du jaune-roux au roux foncé, puis au noir. Les procédés suivants nous ont paru les moins mauvais :

N° 17.

TEINTURE BLONDE.

Acétate de fer. . . . . 1 partie.
Nitrate de bismuth. . . 2 —
Nitrate d'argent. . . . 1 —
Eau distillée. . . . . 10 —

N° 18.

AUTRE.

Proto-chlorure d'étain. . 2 parties.
Chaux hydratée. . . . 3 —

Mouiller les cheveux avec l'une de ces deux préparations, et, au bout d'une heure, les toucher avec un mélange de parties égales d'eau distillée et de sulfure de potassium.

N° 19.

AUTRE.

Un journal de médecine et d'hygiène indique le procédé suivant comme très-bon pour teindre en blond :

Lupins.	125 grammes.
Eau de fontaine. . .	500 —

Faites bouillir pendant une heure, puis ajoutez :

Nitrate de potasse. .	50 grammes.

Cette formule me semble tirée d'un de ces vieux livres de secrets et ne saurait inspirer aucune confiance, mais, au moins, elle est innocente.

POUR BLONDIR LES CHEVEUX ROUX.

Le professeur Orfila dit qu'une dissolution aqueuse de chlore blondit les cheveux roux ; mais il ne faut laisser à cette dissolution que juste le temps nécessaire pour opérer, et laver immédiatement les cheveux à grande eau. Nous avons essayé ce procédé, qui nous a donné une couleur queue de vache, et les cheveux étaient devenus très-rudes.

N° 20.

Nous empruntons au *Journal de chimie médicale* le procédé suivant, sans toutefois en garantir la réussite :

POUR TEINDRE LES CHEVEUX EN BLOND.

Concassez des noix de Galles dans une cornue et distillez à sec, à une douce chaleur. Le produit sublimé de cette distillation doit être dissous dans de l'eau distillée ; la solution sera ensuite mélangée avec le produit liquide acide de la même distillation ; séparez avec soin l'huile pyrogénée qui se trouve dans le mélange, puis traitez par le charbon pour enlever la mauvaise odeur ; enfin, concentrez la liqueur par l'évaporation, et étendez-la dans l'alcool.

On se sert d'une éponge ou d'une brosse pour étendre sur les cheveux ce liquide, qui leur donne, dit-on, une belle couleur blonde. — Très-douteux.

N° 21.

AUTRE PROCÉDÉ POUR LE BLOND.

Nitrate d'argent.	2 grammes.
Sous-nitrate de bismuth. .	1 —
Sous-acétate de plomb. . .	1 —

Faites dissoudre par trituration dans quatre onces d'eau, et appliquez sur les cheveux. Après une heure de contact, remouillez les cheveux avec hydrosulfate de soude étendu d'eau. — Mauvais et nuisible.

Enfin, toutes les teintures pileuses, n'importe le nom et l'épithète, parfois assez grotesques, dont on les décore, car nous avons déjà dit qu'elles étaient généralement fabriquées par des gens aussi étrangers aux lettres qu'aux sciences, que ce soit la teinture mexicaine, colombienne, zouave, le fluide transmutatif, la négroline, la teinturine, etc. Ces teintures ont toujours la même base, les mêmes ingrédients : nitrate d'argent, de mercure, de bismuth, oxydes de plomb, acide sulfhydrique, sulfhydrate de soude, de potasse, etc., toujours un sel métallique, un alcali, un sulfure.

Tels sont les divers procédés industriels pour teindre les cheveux; procédés nuisibles, dangereux, toujours composés d'un ou de plusieurs sels métalliques et d'un alcali qui altèrent la substance pileuse; procédés imparfaits, défectueux, en ce qu'ils ne donnent jamais qu'un noir roux et un blond queue de vache, selon l'expression du métier. Qu'on sache bien que la plupart de ces mèches, parfaitement teintes, exposées aux étalages comme échantillons, sont des mèches mortes teintes par l'ébullition, procédé qui n'est point applicable aux cheveux vivants. — Dans cette réprobation et proscription générales sont comprises, sans exception, toutes les eaux, pâtes et poudres de ces habiles industriels, qui, par un luxe d'affiches sur les murs de la capitale, de prospectus et d'annonces, se sont acquis une célébrité et une fortune; car, aujourd'hui plus que jamais, la publicité fait tout, et chacun s'y laisse prendre.

Quand aux teintures composées de substances essentiellement végétales, elles n'ont aucune action à froid sur les cheveux; il faudrait, pour teindre les cheveux avec ces substances, les soumettre à une ébullition prolongée, ainsi que cela se pratique pour la teinture des laines, et ce procédé, nous le répétons, est impraticable sur une tête vivante. Nous avons expérimenté tous les végétaux susceptibles de teindre, nous leur avons même donné un alcali pour auxiliaire, sans obtenir aucun résultat satisfaisant. Le brou de noix, qui, par des frottements répétés, noircit l'épiderme, est lui-même impuissant à teindre solidement les cheveux blancs. Ainsi, toutes ces prétendues poudres végétales, sucs et décoctions d'herbes que possèdent les Orientaux pour se teindre le système pileux, sont de purs contes. Pendant dix années que nous avons passées en Orient, nous avons effectivement vu les coquets du pays se teindre la barbe et les femmes les cheveux avec certains végétaux; mais ces teintures ne tiennent point et disparaissent au moindre lavage, au moindre frottement d'un mouchoir.

Tous les secrets de teintures végétales pileuses ensevelies dans ces vieux grimoires du moyen âge, et que l'on exhume de temps à autre pour amuser le public, sont complétement stériles. On trouve cependant des auteurs, anoblis d'un titre académique, qui ne craignent pas de nuire à leur réputation, en reproduisant, comme excellentes, des vieilleries semblables ! Évidemment ces messieurs travaillent dans leur cabinet et ne se donnent point la peine de descendre au laboratoire. Nous donnons, comme échantillon de ces vieilles formules, la recette suivante :

Prenez poudre de noix de galle, 125 grammes, et faites bouillir à petit feu dans 150 grammes d'huile de noix. Retirez du feu, étendez sur un marbre et faites sécher. La masse étant sèche, pulvérisez-la dans un mortier, avec addition de 125 grammes de charbon de bois et de 25 grammes de sel de cuisine. Remettez au feu, en y ajoutant : 150 grammes de sulfate de fer, 25 grammes de sulfate de cuivre, 125 grammes de graisse de porc, et faites bouillir le tout jusqu'à consistance de pommade.

Le soir, graissez les cheveux blancs avec cette pommade, et ils acquerront en peu de temps une couleur noire magnifique.

Le perruquier le plus ignare ne composerait pas une pommade aussi indigeste, et autant vaudrait, pour le grisonnant crédule, se frotter la tête avec du vieux cambouis. Mais laissons de côté la facétie, et reprenons sérieusement la question.

Toutes les teintures étant reconnues défectueuses ou nuisibles, il restait donc à trouver un procédé qui pût teindre solidement les cheveux sans les endommager, et qui n'offrît aucun inconvénient pour la santé. A l'exemple des professeurs Orfila et Devergie, plusieurs médecins et chimistes se mirent à l'œuvre et ne crurent pas déroger à la science en se livrant à cette étude ; beaucoup échouèrent, quelques-uns n'obtinrent que des résultats fort imparfaits. M. Vimmer, après plusieurs travaux remarquables, annonça une découverte qui aplanissait toutes les difficultés. Ce savant publia, dans les *Annales de chimie* de Berzélius (page 292, année 1846), que l'acide *pyrogallique* étendu dans l'alcool teignait solidement les cheveux blancs en beau noir, sans nullement les altérer. Aussitôt nous répétâmes l'expérience de Vimmer ; mais notre espoir fut déçu : au lieu de la belle couleur noire, nous n'obtînmes qu'une faible couleur nankin ; plusieurs chimistes de nos amis traitèrent l'acide pyrogallique de toute manière, sans plus de succès. Or, il devint évident pour nous qu'une grave erreur avait été commise dans le compte rendu de ce procédé ; erreur qui pouvait dépendre de la substitution du mot *noire* au mot *nankin*, ou de l'omission d'une substance indispensable devant être combinée à l'acide pyrogallique, et sans laquelle point de résultat. Nous portâmes donc nos recherches d'un autre côté.

Après plusieurs années de travaux opiniâtres et d'innombrables expériences, le succès couronna complétement nos efforts ; le but fut atteint. Le nom de *Mélanogène, teinture hygiénique* par excellence, a été donné à cette précieuse découverte, que plusieurs journaux ont déjà signalée comme le procédé par excellence. L'épithète *hygiénique* lui est parfaitement applicable, parce qu'en effet, loin d'altérer le cheveu, ainsi que le font toutes les autres teintures, sans exception, celle-ci les conserve, les assouplit, leur donne des reflets doux et soyeux. De plus, elle jouit de la vertu d'arrêter presque instantanément la chute, en tonifiant le cuir chevelu et imprimant au bulbe pileux une vitalité nouvelle. Le *Mélanogène* n'incruste point le cheveu, ne brûle point sa moelle comme les autres teintures ; son action colorante, analogue à l'action galvanoplastique, se borne à l'enveloppe du cheveu, la moelle reste intacte ; c'est pourquoi les cheveux teints par ce procédé conservent leur souplesse, leur élasticité naturelle et ne se brisent jamais. Les cheveux teints par les procédés dont nous venons de faire l'analyse offrent toujours une couleur terne, plombée, des plus désagréables ; il est besoin de les oindre abondamment de pommade pour leur donner un reflet éphémère. Mais ce n'est encore que le moindre défaut; les résultats sont toujours fâcheux et irrémédiables. En effet, lorsque les cheveux, brûlés par ces teintures, ont repoussé de quelques lignes, il faut nécessairement teindre les racines, pour ne pas dévoiler l'artifice; et, quelques jours après cette seconde teinture, les cheveux se brisent net à l'endroit où s'est arrêtée la première : de telle sorte que la chevelure n'est bientôt plus qu'un amas de cheveux rudes, secs, à reflets rougeâtres et d'inégales longueurs, avec lesquels il est, comme nous l'avons déjà dit, impossible de composer une coiffure.

Avec le *Mélanogène* aucun de ces graves inconvénients n'a lieu; la pommade même n'est pas indispensable, car, plus on les brosse, plus ils deviennent doux et luisants; et si, après les avoir brossés, on les frotte avec la pommade dite Brillantine, alors ils acquièrent le chatoiement des plus soyeuses chevelures. L'application de cette teinture se fait à froid, au moyen de deux petites brosses, sans cet affreux entourage de papier brouillard, de coiffe et serre-tête de taffetas gommé, de foulards, de serviettes, etc. L'opération est terminée en une heure pour la couleur *châtain*, et en moins de deux heures pour la couleur *noire*. Enfin, cette teinture est tellement supérieure aux autres, et la beauté de ses résultats est si notable, que les personnes qui en font usage l'ont dénommée le *procédé par excellence*.

Nous le répéterons encore en terminant ce chapitre : la foule des industriels exploitant la *teinture* et la *pousse des cheveux* a jeté un tel discrédit sur cette branche de la cosmétique et de l'hygiène, que l'homme sérieux qui aurait fait une importante découverte n'oserait y attacher son nom. Une circonstance qui devrait cependant ouvrir les yeux et inspirer la défiance, c'est que, sur cet immense bariolage d'affiches de toutes couleurs et dans ces flots de prospectus roulant sans cesse, on n'y voit jamais un ouvrage annoncé, pas même une mince brochure ; c'est toujours une *eau merveilleuse*, une *pommade infaillible !* N'est-ce pas une preuve palpable que ces marchands de spécifiques sont complétement dépourvus des connaissances nécessaires pour étayer de raisonnements et de démonstrations logiques la découverte qu'ils proclament à grands frais ? Et puis, si l'on voulait y faire attention, ces annonces, ces prospectus, sont si maladroitement rédigés, que l'homme de bon sens en sourit de pitié, et l'homme de l'art y reconnaît la plus profonde ignorance. Il serait donc à désirer, pour tout ce qui se rattache à la cosmétique et à l'hygiène, que le public exigeât la garantie scientifique, et ne se laissât plus prendre à l'étiquette.

CHAPITRE X.

DES SOURCILS, DES CILS ET DES POILS DES DIVERSES RÉGIONS DU CORPS,

SOUS LE RAPPORT DE LEUR HYGIÈNE, DE LEUR BEAUTÉ, DE LEUR POUSSE ET DE LEUR DÉPILATION OU ARRACHEMENT.

Nous ne ferons qu'effleurer ces questions, attendu qu'elles sont traitées avec tous les détails désirables dans l'*Hygiène du visage et de la peau* (2° édit.) (1).

Sourcils. — Les sourcils sont indispensables au visage, et comme ornement et comme expression. Leur direction vicieuse, leur trop grande largeur, leur rareté ou leur absence, changent complétement la physionomie. On corrige leur direction vicieuse et leur largeur désagréable, soit en se servant de la poudre épilatoire pour faire tomber les poils qui dépassent la ligne de l'arcade sourcilière, soit en les

(1) Voyez cet ouvrage, où sont indiqués les moyens les plus sûrs pour redresser les vices de direction, de forme et de couleur, des diverses parties du visage. 1 vol. in-18 ; 2 fr. 50.

arrachant, au fur et à mesure qu'ils repoussent, avec une petite pince destinée à cet usage. Une onction d'huile d'amandes douces ou de *crème-neige* est nécessaire, avant et après l'opération, pour prévenir ou abréger l'irritation cutanée qui en résulte.

On hâte la croissance des sourcils en les frottant avec la pommade trikogène ; on les rend plus forts et plus fournis par plusieurs coupes avec les ciseaux ou le rasoir. On recommande les onctions de pommade trikogène sur la peau rasée.

Un moyen fort simple, et pourtant suivi d'un succès remarquable, est l'application de la glace. Voici comment on opère : Après avoir taillé le sourcil avec des ciseaux bien tranchants ou rasé avec un bon rasoir, on promène, pendant quelques minutes, un morceau de glace sur la partie rasée ; la réaction vitale qui s'opère fait affluer le sang à la partie ; il y a augmentation notable de chaleur ; les sucs nutritifs arrivent en plus grande abondance dans les follicules pileux, d'où ils sont pompés par les bulbes, et les poils du sourcil croissent en raison des sucs qu'ils reçoivent. C'est après que la réaction s'est opérée et que la peau du sourcil est chaude, qu'on doit l'onctionner avec la pommade trikogène. Les personnes qui répugnent à se faire raser entièrement les sourcils peuvent n'en faire que la demi-coupe, c'est-à-dire les tailler avec des ciseaux, à une ou deux lignes de la racine. L'application de la glace a lieu de la même manière qu'il vient d'être dit, et doit être faite deux ou trois fois par jour. On continue cette petite opération pendant vingt-cinq à trente jours, plus ou moins, jusqu'à ce qu'on ait obtenu une pousse vigoureuse.

Teinture des sourcils. — Les femmes lymphatiques, dont les sourcils sont peu marqués et de couleur blonde, peuvent, sans aucun inconvénient, les teindre en beau noir avec la TEINTURE HYGIÉNIQUE, MÉLANOGÈNE.

Cils. — Les cils sont sujets à un vice de direction très-fâcheux, nommé *trichiasis*, en terme de l'art, c'est-à-dire qu'au lieu de se diriger au dehors ils se portent en dedans, et irritent sans cesse le globe de l'œil avec lequel ils se trouvent en contact. Cette fausse direction peut entraîner de graves accidents et occasionner la perte de la vue. Divers procédés ont été proposés pour la guérison du trichiasis : le plus ancien de ces procédés consiste à maintenir les cils vicieux appliqués contre les bords des paupières au moyen d'une bandelette de taffetas gommé.

Aujourd'hui le procédé le plus en usage est l'arrachement des cils avec une pince effilée, lorsque toutefois la déviation porte sur un petit nombre de cils. Cette avulsion doit se renouveler chaque fois que les cils ont repoussé, ce qui est assez douloureux. Quelques chirurgiens habiles n'opèrent l'arrachement du cil qu'une seule fois, et détruisent le follicule par la cautérisation : pour cela, ils enfoncent une aiguille extrêmement fine dans l'ouverture béante du cil, aussitôt après son avulsion, et font chauffer, à la flamme d'une bougie, l'extrémité libre de cette aiguille. Le follicule, ainsi cautérisé, est pour jamais frappé de mort ; le cil ne repousse plus.

Lorsque le *trichiasis* est général, c'est-à-dire qu'il porte sur tous les cils de la paupière, une opération chirurgicale est de toute nécessité.

Pour donner de la force aux cils et les faire croître, il faut oindre, le soir avant de se coucher, le bord des paupières avec la pommade trikophile, et tailler de quinze en quinze jours, avec de petits ciseaux, la fine extrémité de chaque cil. Après quelques mois de ces soins, ils auront acquis une belle longueur.

Deux habiles expérimentateurs ont essayé de régénérer les poils par *implantation*, et disent avoir réussi à regarnir de cils les paupières qui en étaient privées. Dieffenbach, après avoir arraché les poils d'une partie du corps, les a aussitôt transplantés sur une autre fraîchement entamée par la piqûre d'une forte aiguille, et plusieurs de ces poils ont pris racine. Par le même procédé, le chirurgien Dzondi aurait obtenu le prodigieux résultat de garnir de cils une paupière artificielle, c'est-à-dire une paupière faite avec un lambeau de peau de la joue. Sans certifier la réalité de ces deux faits, nous croyons à leur possibilité par les raisons suivantes :

Tous les physiologistes s'accordent à regarder le

11.

système pileux comme une végétation animale offrant une grande analogie avec la végétation terrestre ; celle-ci croît, se développe en pompant les sucs de la terre ; les poils croissent également par l'absorption de sucs animaux, car la couche pigmentaire de la peau est au poil ce que le terreau est à la plante ; or, si l'on arrache un poil avec son bulbe intact, et qu'on le transplante immédiatement dans la couche pigmentaire, il n'y a rien d'impossible qu'il y prenne racine, et qu'un follicule s'organise autour du bulbe ainsi transplanté.

Des poils disgracieux, incommodes, anormaux. — Les poils qui croissent sur diverses régions, telles que les éminences et lobules de l'oreille, l'entre-sourcil, les pommettes, etc., peuvent s'arracher sans inconvénient, pourvu qu'on n'opère point sur une grande quantité à la fois. Mais pour les poils implantés dans les membranes muqueuses, comme au nez et autres parties, l'avulsion peut être fort dangereuse, et n'empêche pas, ainsi que nous l'avons dit, le poil de repousser.

Plusieurs personnes, à la suite d'arrachement des poils du nez, ont éprouvé de violentes inflammations de cet organe, des ulcérations profondes, le gonflement des cartilages, et quelquefois la carie, la gangrène ! D'autres, après d'atroces douleurs, ont vu leur nez s'hypertrophier et se transformer en une masse informe.

La pommade épilatoire, dont nous parlerons tout à l'heure, fait tomber les poils du nez ; mais aussi elle peut irriter la membrane pituitaire. Le seul moyen exempt de tout danger est de couper ces poils avec des ciseaux fins, chaque fois que la propreté l'exige.

Il est des femmes dont la lèvre supérieure et quelquefois le menton s'ombragent de poils assez apparents; près des commissures de la bouche, ces poils acquièrent souvent une longueur et une épaisseur qui exigent le ministère des ciseaux ou du rasoir. Cette végétation anormale simulant une moustache juvénile se rencontre particulièrement chez les femmes stériles et chez les *androgynes* ou femmes dont la constitution se rapproche de celle de l'homme. L'excès de continence provoque aussi parfois la pousse de la barbe chez les recluses de trente ans ; le même phénomène a lieu chez les femmes qui, arrivées à l'âge de retour, ont désormais perdu la faculté de devenir mères. Nous conseillons aux dames que cette végétation afflige ou incommode de ne point se raser, car l'action répétée du rasoir finirait par leur faire pousser de véritables moustaches.

On voit aussi des femmes qui ont les épaules et les bras poilus, chose très-disgracieuse pour un sexe dont la peau doit se faire remarquer par son velouté, son poli et sa blancheur.

Les Hindous, les Égyptiens, les Chinois, les Arabes, les Grecs et les Romains, connaissaient divers pro-

cédés pour dessécher et frapper de mort le bulbe des
poils. D'après plusieurs historiens, les femmes d'Asie,
les dames grecques et romaines, s'épilaient le corps
tout entier, exactement comme le pratiquent aujour-
d'hui les femmes turques et barbaresques. La raison
de cette coutume se trouve dans les mœurs et le climat : les Orientaux regardent comme une des conditions de la beauté féminine un corps entièrement débarrassé de tous poils follets, une peau aussi lisse
qu'une glace.

Pendant mon séjour en Orient, je fus témoin d'un
moyen de dépilation en usage parmi les coquettes de
ce pays, et tout à fait inconnu aux coquettes du nô-
tre; le voici :

Les femmes des harems qui ne veulent point se servir du *rusma* (dépilatoire des Turcs) mettent dans une
bassine deux parties de miel et une partie de résine,
qu'elles font chauffer doucement. Le tout étant fondu,
elles le versent dans un vase d'eau bouillante et l'a-
gitent pendant quelques minutes ; ensuite elles reti-
rent cet amalgame, qui ressemble à de la poix blanche, le pétrissent dans leurs mains et forment de larges plaques ayant une ligne environ d'épaisseur. Ces
plaques sont appliquées, encore chaudes, sur la partie
qu'on veut dépiler; un instant après on les arrache
vivement, et tous les poils y restent incrustés. Des
embrocations huileuses sont immédiatement prome-
nées sur la peau, afin de calmer l'irritation subsé-

quente. J'ai vu la peau des bras et des épaules de
quelques-unes de ces femmes, qui, après cette opéra-
.tion, était aussi nette, aussi lisse qu'une lame d'ivoire
poli.

Un semblable procédé, agissant sur une masse de
poils à la fois, serait beaucoup trop douloureux pour
nos délicates citadines, qui ont déjà de la répugnance
à se servir de la pince à épiler. Nous leur conseillerons donc de faire usage, non des poudres et pâtes
dépilatoires des parfumeurs, qui toutes sont composées de chaux et d'arsenic, et par conséquent dangereuses, mais de la *pâte dépilatoire hygiénique*,
exempte de sulfure d'arsenic, et dont on peut se servir sans inconvénient.

Rusma des Turcs. — Ce nom a été donné à
deux préparations, l'une liquide et l'autre solide, dont
se servent les femmes musulmanes ; car une loi reli-
gieuse ordonne que certaines régions du corps soient
entièrement dépouillées de leur toison, et cette loi
est d'une rigoureuse exécution.

RUSMA LIQUIDE.

Sulfure jaune d'arsenic (orpiment). 15 grammes.
Chaux vive. . . . . 60 —

Faites bouillir dans une livre d'eau de lessive.
Pour s'assurer si l'ébullition est assez avancée, on

plonge une plume dans le liquide ; si les barbes tombent, on retire le vase du feu : l'eau a acquis sa vertu dépilatoire.

Cette eau attaque violemment les poils, qu'elle détruit en quelques minutes ; mais elle attaque aussi la peau et peut donner lieu à de graves accidents. Ce dernier motif l'a fait abandonner pour la préparation suivante :

RUSMA EN POUDRE.

Sulfure jaune d'arsenic (orpiment). 30 grammes.
Chaux vive. . . . . 500 —
Amidon blanc en poudre. . . . 300 —

On pulvérise ces substances, et, après en avoir opéré le parfait mélange, on conserve dans des pots, à l'abri de l'humidité.

Au moment de s'en servir, on détrempe cette poudre avec un peu d'eau ; alors la chaux, dégageant de la chaleur, réduit l'amidon en colle et forme une pâte épilatoire. — Il est prudent d'oindre d'huile, ou de toute autre substance grasse, la partie sur laquelle le *rusma* doit être appliqué, afin de prévenir l'irritation qui peut en résulter. Le *rusma* ne doit s'employer qu'à très-petites doses et avec beaucoup de ménagement ; car l'absorption des molécules arsenicales, quoique très-minime, est toujours à redouter. Dans l'*Hygiène du visage et de la peau*, nous avons cité des exemples d'empoisonnement par le contact des pâtes arsenicales.

Toutes les eaux, pâtes et poudres dépilatoires vendues par le commerce sont strictement calquées sur les deux formules que nous venons de donner; car, jusqu'à présent, l'art n'avait pu découvrir d'autre agent destructeur des poils que l'arsenic combiné à la chaux, et l'on s'en servait faute de mieux. Frappé des graves accidents que pouvaient entraîner les poudres et lotions arsenicalés, un chimiste se mit à chercher et trouva un excellent dépilatoire, exempt d'arsenic, qu'il nomma *sulfhydrate chalcique vert*, dénomination scientifique à laquelle nous substituons celle-ci : *dépilatoire hygiénique*, et que nous conseillons aux dames à l'exclusion de toutes les autres préparations.

CHAPITRE XI.

DE LA BARBE.

La barbe est l'apanage du sexe fort ; ornement naturel d'un mâle visage, elle devient indispensable à
l'expression physionomique. Considérée comme auxiliaire de la beauté virile, la barbe accroît ou diminue
les proportions du visage, en élargit ou en rétrécit
l'ovale ; elle jette ses teintes sur les joues, sur la lèvre supérieure et le menton ; elle protége la peau de
ses ombres soyeuses, en augmente l'éclat et contribue
puissamment à la majesté de la face humaine.

Chez tous les peuples de l'antiquité, la barbe fut
en honneur. Les grands dieux du paganisme étaient
représentés avec une barbe olympienne ; les demi-
dieux, ces héros des temps homériques, brillèrent
autant par leur forte barbe que par leurs exploits. Les
patriarches et les prophètes s'honoraient d'être barbus ; et Moïse témoigna de son respect pour les barbes, en invoquant un ordre divin qui défendait aux

hommes de se raser. Les rois, philosophes, magistrats, guerriers, et tous les hommes libres de ces
lointaines époques portaient la barbe entière ; les
esclaves seuls et les hommes déchus étaient impi-
toyablement rasés. Les Indiens punissaient les grands
criminels en les rasant ; les Crétois coupaient la
barbe aux voleurs et aux incendiaires ; les Perses et
les Mèdes rasaient leurs prisonniers, en signe d'escla-
vage. Chez les Spartiates, la perte de la barbe était
infligée à ceux de leurs soldats qui avaient fui dans
un combat. Les druides rasaient leurs victimes humaines avant de les immoler dans leurs monstrueux
sacrifices. Les sénateurs romains se montraient si
fiers de leur barbe, que, lors de la prise de Rome
par les Gaulois, le sénateur Papirius préféra mourir
que de laisser impunie l'insulte faite à sa barbe. Enfin, l'histoire ancienne nous montre que, partout, la
barbe fut honorée et soigneusement cultivée.

Une histoire complète des vicissitudes que la barbe
a éprouvées parmi les nations du globe serait fort
curieuse, mais beaucoup trop longue pour un traité
comme celui-ci ; nous devons nous borner à en rele-
ver les traits les plus saillants.

Les peuples des temps héroïques ou primitifs conservaient toute leur barbe ; les guerriers seuls en re-
tranchaient l'excès, qui aurait pu les gêner dans leurs
divers exercices.

A une époque de civilisation plus avancée, les

– 202 –

Athéniens, ces grands fabricateurs de modes de l'antiquité, furent les premiers qui la coupèrent, tantôt partiellement, tantôt en entier ; et les peuples voisins suivirent leur exemple, à l'exception de la fière Sparte, qui considéra toujours l'homme barbu comme libre, et l'homme rasé comme esclave.

Depuis Romulus jusqu'à César, les Romains portèrent la barbe entière ; ils sacrifiaient la première barbe à Jupiter Capitolin, et ne touchaient plus à la seconde. Les quatorze premiers empereurs romains se firent raser ; mais Hadrien, pour cacher quelques cicatrices difformes, laissa croître sa barbe, et aussitôt la mode s'en étendit sur tout l'empire. Constantin parut : la barbe fut proscrite. Sous Héraclius, la barbe fut remise en honneur, et ses successeurs continuèrent de la porter.

Les Tartares se sont montrés un des peuples les plus entichés de leur barbe ; ils firent de longues et sanglantes guerres aux Persans et aux Chinois, parce que ces deux peuples, au lieu de porter, comme eux, la moustache retroussée, la laissaient pendre.

Pendant une longue suite de siècles, les Orientaux n'ont pas varié sur la forme et la considération accordée à la barbe. Jurer par la barbe fut toujours pour eux un serment réputé inviolable ; insulter une barbe est encore la plus grave injure qu'on puisse leur faire, et qui exige du sang pour réparation ; donner sa barbe à baiser est, au contraire, le signe d'une grande faveur ou d'une amitié intime. Charles XII faillit soulever contre lui les janissaires qu'il avait pris à sa solde, par la menace de leur faire couper la barbe. — Lorsque Pierre le Grand opéra la dissolution de la redoutable milice des Strélitz, on ne fit que murmurer; mais lorsqu'il contraignit les Russes à couper leur barbe, des séditions éclatèrent et son trône fut un instant menacé.

Les Occidentaux, au contraire, ont toujours montré une grande inconstance au sujet de la barbe, dont les modes et les coupes ont été aussi fréquentes que variées, surtout parmi le peuple français, ces Athéniens de la civilisation moderne.

Si nous remontons au berceau de la monarchie, nous voyons Pharamond et ses Francs porter la barbe entière. Sous Clodion, la barbe du menton subit une diminution au profit de la moustache, qui se porta fort longue. Childéric relégua la barbe dans la classe populaire, et voulut avoir une cour rasée. Clovis restitua à la barbe ses anciennes prérogatives. On rapporte que ce monarque envoya des ambassadeurs au roi Alaric pour le prier de venir lui toucher la barbe, c'est-à-dire d'être son allié. Loin de se rendre à la demande de Clovis, le roi des Visigoths maltraita la barbe des ambassadeurs, ce qui occasionna une déclaration de guerre. Les Français, indignés de cet acte de violence, jurèrent par leur barbe de venger l'affront et de punir l'insolent. En effet, les Visigoths furent taillés en pièces, et Alaric paya de sa vie l'insulte faite à des barbes respectables.

Au commencement du sixième siècle, la barbe du menton fut taillée en pointe et les favoris continuèrent à encadrer le visage. Pendant tout ce siècle et le suivant, la barbe devint, chez la nation française, l'objet de soins très-assidus; on cultivait, on nourrissait sa barbe, et l'on trouvait cet ornement *beau* et *très-respectable*. La mode et le luxe essayèrent d'associer des tresses d'or et des perles à la barbe du menton; mais cela ne dura que peu de temps. La barbe, à cette époque, était chose si sacrée, qu'il n'était pas permis de la couper à un homme libre sans son consentement. Ce mot, sans son consentement, indiquait une seule exception : c'était lorsqu'un laïque barbu embrassait l'état ecclésiastique, l'évêque non barbu avait le droit de le faire raser. Cette circonstance nous fournit le sujet d'une digression fort curieuse sur les vicissitudes de la barbe dans le corps ecclésiastique, depuis le commencement de notre ère jusqu'au seizième siècle. Les premiers successeurs de saint Pierre portèrent la barbe longue, et ils n'en paraissaient que plus vénérables; cela dura jusqu'au jour où deux pontifes, l'un barbu, l'autre rasé, engagèrent une lutte au sujet de la barbe. Le pontife barbu protégeait les barbes, le pontife rasé voulait les proscrire. Nous ferons observer que ce dernier, atteint d'*alopécie*, et n'ayant pas un cheveu sur la tête, pas un poil au menton, séchait de jalousie devant une belle barbe. C'est absolument le cas du renard qui, ayant perdu sa queue, voulait la faire couper aux autres. De violentes contestations eurent lieu entre ces deux chefs ; il s'ensuivit de haineuses disputes ; ils s'anathématisèrent réciproquement et devinrent deux ennemis acharnés, tant il est vrai que les passions humaines percent à travers le manteau de la religion. Le clergé grec tenait beaucoup à sa barbe, le clergé romain voulait la lui faire couper. Dans cette occurrence, le patriarche de Constantinople intima l'ordre à tous ses prêtres de soigner, de laisser croître plus que jamais leur barbe; le pape de Rome fit barbifier et tonsurer les siens.

Telle fut l'origine de la différence qui existe aujourd'hui dans la physionomie des deux clergés grec et romain. Mais tous les prêtres d'Occident ne voulurent point se soumettre à cet ordre, et la barbification ne fut que partielle. Plusieurs Pères de l'Église défendirent avec chaleur la majesté de la barbe, et le concile de Carthage déclara indignes ceux de ses adhérents qui osaient se la couper. Saint Clément d'Alexandrie, saint Cyprien, saint Chrysostome, saint Épiphane, saint Jérôme, saint Ambroise, et le savant Sidonius, évêque de Clermont, parlèrent en faveur de la barbe. Cette vénération pour la barbe dura jusqu'au pontificat de Léon IX, dit Brunon, qui lança plusieurs décrétales contre elle. Vint ensuite le pape Gré-

goire VII, ce terrible persécuteur des têtes couron-
nées, qui se déclara l'ennemi le plus acharné des
mentons barbus, et leur fit une guerre à outrance.
Alors, sur tous les mentons, tombèrent les foudres de
l'Église ; elles atteignirent aussi les moustaches, et les
récalcitrants furent réduits à les porter très-minces.
Pierre Benoît, évêque de Saint-Malo, eut beaucoup
de peine à vaincre l'obstination des ecclésiastiques de
son diocèse ; il fut obligé, en 1370, par des statuts
synodaux, de proscrire la moustache et la touffe du
menton. Insensiblement, le clergé français s'habitua
à se raser entièrement le visage, et montra son menton à triple étage.

Plus tard, quelques papes guerriers jugèrent convenable de laisser croître leur barbe; et l'on cite, entre
autres, Jules II, qui se montra fort glorieux de la
sienne, et se déclara le protecteur de toutes les belles
barbes. L'interdit fut levé; les gens d'Église purent de
nouveau se caresser les poils du menton. Les prélats
de cour, les abbés coquets, firent parade de leur longue barbe ou de leurs jolies moustaches.

Cependant un nouvel orage se préparait. Les anti-
barbistes eurent la malignité d'insinuer qu'une bulle
du pontife romain allait fulminer contre les barbes
sacerdotales. Ils crièrent à l'impiété, à la profanation ;
ils exhumèrent toutes les décrétales, les bulles, les
canons, les anathèmes, les fulminations, lancés contre
la barbe. On en fit une affaire de religion ; les esprits

s'échauffèrent de part et d'autre, et peu s'en fallut que les barbus obstinés ne fussent battus par les rasés furieux. Enfin, traquée jusque dans ses derniers retranchements, la barbe sacerdotale, qui avait soutenu un siége de quinze cents ans, succomba, vers la fin du seizième siècle, à cette guerre à outrance. Mais terminons cette digression déjà trop longue; car il faudrait des volumes pour relater tous les incidents et accidents, toutes les influences et circonstances qui firent du clergé romain, jadis barbu, un corps rasé et tonsuré. Assez donc sur ce sujet, et revenons à l'histoire de la barbe en France.

Sous les rois fainéants, la barbe diminua de volume et de longueur. A l'avénement de Charlemagne, la barbe du menton fut supprimée; en revanche, les moustaches augmentèrent d'épaisseur et de longueur. Charles le Chauve, en imposant la mode des cheveux courts, voulut, par compensation, donner aux moustaches de ses sujets la longueur qu'il faisait perdre à leurs cheveux. Aussi le règne de ce roi fut-il le règne des longues moustaches, dites à la *chinoise*. L'incommodité de ces moustaches ne tarda pas à se faire sentir, et, sous Louis II, on en retrancha la portion tombante, et on leur donna la forme horizontale, relevée sur les coins de la bouche. Cette forme n'eut que peu de durée; sous le règne de Charles le Simple, la houppette du menton et les moustaches tombèrent sous le rasoir. Elles tentèrent de reparaître sous

Louis le Gros, mais Louis VII ordonna leur entière
suppression.

Vers le milieu du quatorzième siècle, quelques seigneurs parurent en barbe à la cour de Philippe de Va-
lois ; ce monarque leur ayant fait accueil, la mode des
moustaches relevées reprit de nouveau. A la mort du
roi, cette mode ayant perdu son protecteur, le rasoir
vint encore une fois se promener sur les visages français. La corporation des barbiers prit une certaine
importance ; plusieurs d'entre eux devinrent les favoris des rois, et s'élevèrent même aux premières
charges. Cet état de choses dura jusqu'en 1521 ; un
accident arrivé à cette époque à François Ier remit la
barbe en honneur. Les moustaches prirent des formes
gracieuses ; elles furent coquettement relevées, cirées
et parfumées. Henri IV donna aux barbes la forme
carrée. Sous Louis XIII, la moustache fut taillée en
brosse, et le menton ne conserva qu'une petite touffe
pointue. Louis XIV réduisit encore la touffe du menton, nommée royale, et fit porter la moustache horizontale, à pointes relevées. Le règne de Louis XV vit
la barbe et la moustache disparaître. L'Empire ne la
souffrit qu'à ses sapeurs et ses soldats d'élite. La Révolution de 1830 ramena la barbe au menton et sur
la lèvre de nos jeunes gens, qui, avec raison, se montrent fiers de ce mâle attribut de leur sexe.

Enfin, les Français, depuis si longtemps et tant de
fois chevelus ou tondus, rasés ou barbus, selon le ca-

price des grands, peuvent aujourd'hui laisser pousser leur barbe et leurs cheveux, ou les faire tailler à leur guise, grâce à nos institutions constitutionnelles et républicaines.

Telle est l'histoire abrégée des vicissitudes de la barbe. Passons maintenant à son hygiène.

Selon les tempéraments, la barbe offre des différences dans sa nature et sa couleur : elle est noire, sèche, dure, chez le bilieux ; chez le sanguin, sa teinte varie du noir au châtain ; elle est plus souple, mieux nourrie, plus luisante, et quelquefois tire sur le bleu ; ce sont les plus belles barbes. Les lymphatiques ont une barbe blonde, presque blanche ou rousse. Ces deux dernières n'étant rien moins qu'appréciées, beaucoup d'individus les font teindre. Nous avons signalé les dangers des teintures ordinaires, nous ne reviendrons point sur ce sujet.

Hygiène. — Les soins hygiéniques à donner à la barbe sont de deux sortes : les uns regardent la peau et sont détaillés dans l'*Hygiène du visage;* les autres concernent le poil proprement dit.

Les hommes qui portent la barbe longue doivent la peigner et la brosser chaque jour ; on l'onctionnera de temps à autre avec une pommade fraîche et tonique, telle que la *pommade trikophile*. Il est aussi nécessaire de la rafraîchir, c'est-à-dire de couper avec des ciseaux l'extrémité des poils qui se bifurquent ; par ce moyen on en augmente la longueur.

12

Pousse de la barbe. — La meilleure méthode pour faire croître la barbe, pour la rendre vigoureuse et bien fournie, est d'onctionner la peau avec la pommade *trikogène*, et de raser les poils de deux jours en deux jours, en se servant d'un savon gras, peu chargé de soude. La barbe étant faite, on recommande aussi de lotionner la partie avec une eau aromatique, afin de fortifier les bulbes. L'application de la glace hâte merveilleusement la pousse des poils. Il s'agit tout simplement de promener, pendant quelques minutes, un morceau de glace sur la peau fraîchement rasée, et de laisser la réaction de chaleur s'opérer. Nous avons déjà donné, à l'article sourcils, la raison phy - siologique de ce résultat.

La tranquillité de l'âme et l'état de santé générale influent d'une manière très-sensible sur la pousse de la barbe, sur sa couleur, son lustre, sa douceur au toucher, enfin, sur sa beauté. La mauvaise nourriture, les passions tristes, les maladies, en retardent la croissance; la rendent sèche, rude, sale, et facile à se briser ; quelquefois elle devient douloureuse.

Il est des sujets dont la barbe croît d'une manière prodigieuse, mais c'est au détriment de la nutrition générale; car le système pileux, détournant à son pro- fit une surabondance de sucs nourriciers, en prive les autres systèmes d'organes. Parmi les exemples nom- breux de barbes colossales, on cite Adam Hans, qui portait une barbe de cinq pieds de longueur. Celle du chevalier Thalberg était encore plus longue et plus touffue; ces deux hommes se faisaient aussi remarquer par leur maigreur. Les Turcs possèdent, comme on sait, de superbes barbes; le vieux pacha de Janina, Ali Tébélen, offrait une magnifique barbe blanche de trois pieds de longueur sur un de large.

Coupe de la barbe. — La coupe de la barbe ne doit s'opérer que de deux jours en deux jours, pour les barbes fortes; les barbes faibles peuvent sans inconvénient attendre un jour de plus. Se barbifier chaque jour, ainsi que le font de vieux coquets, est nuisible à la peau, et peut occasionner des rougeurs, des éruptions. La propreté n'exige pas qu'on s'irrite la peau par des barbifications quotidiennes.

La barbe ne se rase qu'après avoir été ramollie par un liquide onctueux, savonneux ou mucilagineux. A l'exception de quelques-uns, presque tous les savons du commerce sont nuisibles à la peau, à cause de l'excès de potasse ou de soude qu'ils contiennent. On doit rejeter comme nuisibles tous les savons de toilette à bon marché; et l'irritation cutanée que les barbiers ont dénommée le *feu du rasoir* provient autant d'un mauvais savon que d'un mauvais rasoir. Les meilleurs savons pour la barbe sont ceux qui, préparés avec de bonnes huiles fraîches, ne contiennent d'alcali que juste ce qu'il en faut pour opérer la saponification. Le meilleur savon dont on puisse faire usage pour la barbe et la peau est, sans contredit, le *savon* dermophile (*ami de la peau*), dans la composition duquel entrent l'huile de palme, le blanc de baleine, un mucilage, etc. Ce savon, tout à fait hygiénique et infiniment supérieur aux autres, est fabriqué par PINAUD, l'un des premiers savonniers de la capitale. Les hommes à peau délicate, disposée aux rougeurs, cuissons, et qu'irrite le moindre excitant, devront pratiquer une onction de crème-neige avant de se barbifier ; après cinq à dix minutes, la barbe est savonnée au savon dermophile, et puis rasée avec une étonnante facilité. Ces onctions suffisent pour ramollir la barbe, assouplir la peau, et la préserver de toute irritation du rasoir.

On ne doit jamais couper la barbe ni les cheveux pendant les maladies graves ; cette coupe intempestive peut retarder la convalescence et même compromettre les jours du malade. Ceux qui portent depuis longtemps la barbe entière ne doivent pas non plus la couper entièrement le même jour ; la partie habituée à être recouverte de sa toison, s'en trouvant dépouillée tout à coup, peut réagir funestement sur les organes voisins.

Séguier cite un capucin qui perdit la vue pour s'être fait couper la barbe, qu'il portait depuis vingt ans. Un moine devint sourd pour s'être débarrassé tout à coup de sa longue barbe. A la chute de l'Empire, lorsqu'une ordonnance fit couper les cheveux et les barbes de certains régiments, une multitude de

soldats et d'officiers furent subitement atteints d'oph-
thalmies, de perte de l'odorat, de névralgies dentai-
res, de céphalalgies, etc.

Ces exemples très-nombreux prouvent combien est
dangereuse la coupe totale ou intempestive soit de la
barbe, soit des cheveux, et engagent sérieusement à
la prudence.

Les autres soins à donner à la barbe sont identi-
quement les mêmes que ceux pour la chevelure.
Quant aux maladies qui peuvent l'affecter, telles que
décoloration, sécheresse, chute, etc., les moyens de
guérison que nous avons indiqués pour les cheveux
lui sont applicables.

La peau du visage devient quelquefois le siége d'une
affection appelée *morphée*. Elle se présente sous la
forme de taches semblables à celles que fait une
goutte d'eau sur une feuille de papier. La peau qui
recouvre ces taches est tantôt blafarde ou rougeâtre,
tantôt brune ou jaunâtre, lisse et dépourvue de
poils.

Il n'est pas rare de rencontrer des hommes, jouissant d'une excellente santé, qui offrent une ou plusieurs de ces taches soit au menton ou sur la lèvre
supérieure, soit sur la partie du visage où croissent
les favoris, et dont la surface entièrement dépilée jure
avec les parties barbues qui les entourent. Quoique les médecins ne regardent point cette affection
comme contagieuse, il est prudent de ne pas se ser-

vir du rasoir de celui qui en est atteint ; car plusieurs individus prétendent l'avoir gagnée de cette manière.

Un moyen très-simple pour faire disparaître ces taches est de les laver d'abord avec l'eau contre les éphélides, indiquée dans l'*Hygiène du visage*, et les onctionner ensuite avec la pommade trikogène.

Les jours où l'on se fait la barbe, il faut avoir soin de ne pas couper les poils follets qui commencent à croître sur la tache ; on ne doit les raser qu'après deux ou trois barbes, c'est-à-dire lorsqu'ils ont acquis une longueur d'une ligne. On continue les lotions et onctions jusqu'au moment où les poils ont repris leur force et leur couleur naturelles, ce qui arrive ordinairement au bout de vingt-cinq à trente jours.

Physiognomonie. — Considérée comme indice de la valeur de l'individu, on a prétendu qu'une barbe noire, épaisse, coïncidant avec un système pileux abondant, indiquait la force physique et la vigueur dans la propagation de l'espèce ; tandis que les *gynandres*, ou hommes tenant de la femme, n'avaient presque point de barbe, et qu'elle manquait totalement aux eunuques. Pour le même motif, les femmes dont le système pileux est très-développé sont réputées très-passionnées ; celles, au contraire, qui n'ont qu'une végétation clair-semée, passent pour indifférentes. Mais cette règle offre de très-nombreuses exceptions ; car on rencontre une foule d'hommes et de femmes barbus qui sont fort au-dessous de leur réputation, tandis qu'on trouve beaucoup d'hommes à barbe rare capables de recommencer un des travaux d'Hercule.

Les barbes d'un noir bleu sont les plus belles ; elles sont l'apanage des riches constitutions sanguines, et annoncent une santé florissante, l'amour des plaisirs et des voluptés sensuelles. — La barbe noire et rude fait pressentir un caractère inflexible, dur, hautain, tournant à la misanthropie. — Les barbes plates et naturellement en désordre indiquent un caractère peu soigneux et une grande dissipation d'idées. — Les barbes noires ou brunes, clair-semées, se remarquent généralement chez les individus excessifs en tout, dans l'amour comme dans la haine; bons et méchants, humbles et orgueilleux, méfiants, ouverts, soupçonneux, etc. — La barbe blonde indique le plus souvent des goûts tranquilles, l'aménité du caractère et une propension aux sentiments tendres et langoureux. On a observé que les mystiques et ascétiques se recrutaient particulièrement parmi les blonds à barbe rare. — Les barbes rousses et dures sont d'un mauvais augure. Les barbes rousses fines sont plus rassurantes ; elles annoncent un caractère vif, exalté, mais que tempère la bonté. — Les barbes rousses, coïncidant avec des cheveux noirs, dénoteraient un naturel peu favorisé, s'il faut en croire ce proverbe :

> De barbe rousse et noirs cheveux,
> Garde-t'en bien, si tu le peux.

L'étude physiologique de l'homme a démontré qu'il y avait des rapports intimes entre les fonctions pileuses et génitales. En effet, ni barbe ni poils sur le corps, seulement un léger duvet pendant la première phase de la vie, jusqu'à la puberté. A partir de cette seconde époque, le système pileux se développe avec plus ou moins de vigueur, selon l'énergie des organes génitaux; et cette vigueur se ralentit, s'éteint graduellement quand cessent les fonctions de ces organes. Le système pileux commence par éprouver une espèce d'étiolement; il blanchit dans la première vieillesse; sa pousse devient plus lente, et beaucoup de poils tombent comme des plantes desséchées dont les racines ont perdu leur force absorbante; enfin, si la vieillesse se prolonge et arrive à la caducité, tous les poils tombent et sont remplacés par un duvet incolore analogue à celui qui recouvre la peau de l'enfant: de telle sorte qu'aux deux pôles de la vie, l'enfance et la caducité, le système pileux s'offre à peu près semblable.

Là se borne ce que nous avions à dire sur les cheveux et la barbe. Nous croirons avoir été utile. Nous

nous estimerons heureux, si la lecture de cet opuscule, mis à la portée des gens du monde, sait inspirer une invincible aversion pour tout ce qui sent le charlatanisme, et surtout si elle peut diminuer le nombre incalculable de dupes et de victimes des remèdes secrets en général.

FORMULAIRE HYGIÉNIQUE.

FORMULAIRE

HYGIÉNIQUE

CONTENANT LES PRÉPARATIONS LES PLUS FAVORABLES A LA
CONSERVATION DE LA CHEVELURE ET LES PLUS EFFICACES POUR COMBATTRE
LES AFFECTIONS DU CUIR CHEVELU QUI PEUVENT
OCCASIONNER LA CHUTE DES CHEVEUX.

Le Formulaire qui termine et complète cet ouvrage est le relevé des meilleures formules consignées,
dans les annales de la science, par les physiologistes,
médecins et pharmaciens les plus distingués. Une
foule de préparations analogues, ou d'une action dou-
teuse, ont été élaguées par un choix éclairé; et nous
croyons fermement que ce petit Formulaire résume,
en quelques pages, la matière médicale des affections
du cuir chevelu et les préparations relatives à l'hygiène ou conservation de la chevelure.

DES POMMADES EN GÉNÉRAL.

Les pommades se composent d'une partie de

15

graisse (celle de veau est la meilleure) et d'une partie d'axonge. Nous ne parlerons point de la graisse d'ours, très-bonne quand elle est fraîche, mais aussi mauvaise que les autres lorsqu'elle est rance. On comprendra facilement que cette graisse est trop rare pour que tous les parfumeurs et coiffeurs, dont le nombre s'augmente chaque jour, puissent en débiter durant l'année entière, attendu qu'on ne tue pas des ours à volonté, comme on tue des veaux ou des porcs. Or, la graisse d'ours du commerce est tout simplement de la graisse ordinaire purifiée.

PETITE INSTRUCTION

POUR FABRIQUER SOI-MÊME LES POMMADES.

La bonne confection et la qualité de la pommade dépendent de la manière dont la graisse a été purifiée et préparée. Voici le meilleur mode de préparation :

Prenez telle quantité de graisse qui vous est nécessaire, coupez-la par petits morceaux, puis pétrissez-la dans de l'eau fraîche, afin de la purger de tout le sang qu'elle peut contenir ; changez d'eau, et repétrissez jusqu'à ce que l'eau ne soit plus colorée par aucune impureté ; alors, pressez votre graisse pour en chasser l'eau qu'elle contient, mettez-la dans une

bassine ou une casserole, que vous remplirez à moitié d'eau, et ferez bouillir. Après cinq minutes d'é-
bullition, retirez du feu, et versez le contenu de la
casserole dans un vase, à travers un torchon blanc;
vous filtrerez ainsi la graisse et la dépouillerez de
toutes les impuretés qu'elle contient encore. Cette
filtration opérée, laissez refroidir jusqu'au lendemain.
Alors, la graisse, étant plus légère que l'eau, est
montée à la surface pour former une croûte blanche
parfaitement pure. Percez cette croûte, videz l'eau
qui est au-dessous; recueillez la graisse et serrez-la
dans un endroit frais, pour l'usage.

Quand on veut faire une bonne pommade, on prend
parties égales de graisse purifiée et d'huile d'amandes douces; on ajoute un peu de blanc de baleine, et
l'on fait fondre le tout au bain-marie. On coule dans
un mortier de marbre, et l'on bat vivement la masse,
afin de la rendre lisse, égale et exempte de grumeaux; puis on ajoute les parfums et l'on bat de nouveau. Plus une pommade est battue, meilleure elle
est, plus longtemps elle se conserve. Les pommades
à bon marché, fondues à la casserole et coulées immédiatement dans des pots, rancissent vite, sont
dures, mauvaises, et généralement nuisibles au cuir
chevelu.

La moelle de bœuf purifiée, les graisses de veau,
d'oie et de porc, les huiles fraiches d'amandes et d'o-
lives, méritent la préférence sur tous les autres corps

gras. La bonne qualité de toute pommade dépend de la fraîcheur des matières qui la composent et de son mode de fabrication. Si les graisses sont vieilles, ou si, en les faisant fondre, on les laisse roussir, la pommade devient détestable et nuisible. Alors, pour ne point perdre leurs graisses, plusieurs fabricants donnent une couleur à leur pommade et augmentent la dose des parfums, ce qui ne fait qu'augmenter les qualités nuisibles. C'est pour ce motif que nous engageons nos lecteurs à ne se servir jamais que de pommades blanches et récentes.

De toutes les pommades *philocomes* et *trikophiles*, ou amies des cheveux, la suivante est, sans aucun doute, la meilleure et la plus hygiénique.

N° 1.

POMMADE TRIKOPHILE.

Amie des cheveux.

PROPRE A LA CONSERVATION DE LA CHEVELURE.

Moelle de bœuf, ou axonge. . . 190 grammes.
Graisse de veau purifiée. . . 100 —

Faites fondre, en ajoutant :

Huile d'olives ou d'amandes fraîches. 25 grammes.
Cold-cream. . . . . 15 —

Laissez refroidir, puis incorporez, en battant avec une spatule :

Teinture de quinquina. . . . . . 8 grammes.
Vanille. . , ... 4 —
Essence de roses ou de bergamotes. 15 gouttes.

Rebattez en tous sens, jusqu'à ce que vous ayez une masse parfaitement homogène et sans grumeaux.

La *pommade trikophile*, citée dans les produits hygiéniques de la page d'annonces, est infiniment supérieure à la formule précédente par sa composition, où il entre des substances plus fines, et par sa préparation qui exige une trituration de plusieurs heures dans un mortier de marbre. Du reste, cette pommade a été jugée, par les gens de l'art, comme la *pommade hygiénique* par excellence.

N° 2.

POMMADE PHILOCOME.

Axonge. . . . . 24 grammes.
Huile d'amandes douces. . . 8 —
Baume du Pérou. . . . . 20 —
Essence de bergamotes. . . 6 gouttes.
Extrait de quinquina. . . . 2 grammes.

N° 3.

AUTRE.

Axonge.	60 grammes.
Graisse de veau.	60 —
Huile d'amandes douces. . .	8 —
Baume du Pérou.	4 —
Teinture de Benjoin. . . .	2 —

Nous ferons observer que les pommades dans lesquelles il entre des teintures *résineuses* sont souvent nuisibles au cuir chevelu et ont l'inconvénient de rudir les cheveux.

POMMADES CONTRE LA CHUTE PILEUSE.

—

N° 4.

POMMADE CONTRE LA CHUTE DES CHEVEUX.

Axonge fraîche.	30 grammes.
Teinture de quinquina. . .	4 —
Su'fate de zinc.	4 —
Huile de cèdre.	4 gouttes.

N° 5.

POMMADE ANTICALVITIENNE.

Moelle de bœuf.	30 grammes.
Huile d'amandes douces. . .	8 —
Sulfate de quinine.	2 —
Essence de roses.	4 gouttes.

Faites une pommade selon l'art, avec laquelle vous onctionnerez le cuir chevelu.

N° 6.

Le professeur Ricord a donné la formule suivante comme très-efficace pour arrêter la chute des cheveux et guérir les éruptions sqameuses et croûteuses du cuir chevelu :

Moelle de bœuf purifiée. . .	30 grammes.
Cérat soufré.	30 —
Turbith minéral.	4 —
Essence de citron. . .	quantité suffisante.

N° 7.

POMMADE SOUVERAINE

CONTRE LA CHUTE DES CHEVEUX.

(Pour les cuirs chevelus maigres.)

Une longue expérience et l'efficacité de cette pom-

made prouve tous les jours qu'elle est supérieure
aux autres préparations de ce genre, dans les cas de
calvitie par cause d'atonie de la peau et défaut de
nutrition du cheveu. (Voyez à la page d'annonces.)

N° 8.

POMMADE MÉLANOGÈNE.

PROPRE A RÉGÉNÉRER LA COULEUR NOIRE DES CHEVEUX ET
RETARDER LE GRISONNEMENT.

Cette pommade jouit de la propriété de noircir, à
la longue, les molécules ferrugineuses que le sang a
charriées dans la moelle du cheveu ; mais elle ne possède cette propriété qu'à la condition qu'elle sera
absorbée. De plus, elle tonifie le bulbe pileux et arrête certaines chutes de cheveux par cause de débilité.
(Voyez à la page d'annonces.)

N° 9.

POMMADE EXCITANTE

POUR RECOLORER LES CHEVEUX ET POILS DEVENUS BLANCS
A LA SUITE DE PLAIES ET CONTUSIONS.

Axonge.	30 grammes.
Tannin.	4 —
Baume nerval.	8 —
Teinture aromatique. . .	2 —

POMMADES RÉGÉNÉRATRICES,

OU FAISANT REPOUSSER LES CHEVEUX PERDUS.

Les pommades régénératrices se sont tellement multipliées, depuis quelques années, qu'on n'ose plus croire à leurs vertus. A dire vrai, toutes les fois qu'on lit l'annonce d'une pommade nouvelle, on peut être sûr d'avance qu'elle contient une ou plusieurs des substances qui composent les pommades dont nous allons transcrire les formules ; le plus souvent ce sont les mêmes, le nom seul est changé.

—

N° 10.

POMMADE DE FRANCK.

Axonge.	150 grammes.
Oxyde noir de fer.	50 —
Racines d'angélique pulvérisées.	15 —
— d'arnica —	15 —
Cendres d'abeilles.	10 —

N° 11.

POMMADE EXCITANTE (RÉGÉNÉRATRICE).

Axonge.	150 grammes.
Carbonate de soude. . .	50 —
Tartre stibié.	4 —
Savon médicinal. . . .	35 —

13.

N° 12.

POMMADE SCHNEIDER.

Moelle de bœuf.	30	grammes.
Extrait de quinquina. . . .	8	—
Teinture de cantharides. . .	4	—
Huile de cèdre.	30	gouttes.
Huile de bergamotes. . . .	10	grammes.
Suc de citron.	4	—

N° 13.

POMMADE BOUCHARDAT.

Axonge. . . . . ,	30	grammes.
Suc de citron.	6	—
Teinture de cantharides. . . .	2	—

N° 14.

POMMADE DUPUYTREN.

Moelle de bœuf.	150	grammes.
Baume nerval.	60	—
Huile d'amandes douces. . . .	45	—
Extrait alcoolique de cantharides.	1	—
Alcool à 30°.	4	—

N° 15.

POMMADE DU DOCTEUR CASENAVE.

Moelle de bœuf.	30 grammes.
Huile d'amandes amères. . . .	8 —
Sulfate de quinine.	2 —
Baume du Pérou.	1 —

N° 16.

POMMADE TRIKOGÈNE.

ET FLUIDE DESQUAMATEUR.

La supériorité de ces deux agents thérapeutiques sur toutes les pommades et liqueurs régénératrices est désormais incontestable ; lorsque celles-ci n'obtiennent aucun résultat, le traitement avec le *fluide desquamateur* et la *pommade trikogène* est presque toujours couronné de succès. (Voyez page 118.)

Nous ajouterons que les pommades dans lesquelles il entre des cantharides produisent très-souvent de funestes effets sur les organes génito-urinaires ; et nous conseillons aux personnes affectées de supceptibilité de ces organes de ne jamais faire usage de pommades cantharidées.

HUILES PARFUMÉES

POUR ONCTIONNER LES CHEVEUX.

—

N° 17.

HUILE ANTIQUE.

Huile de ben.	500 grammes.
Essence de bergamotes. . .	2 —
Teinture d'ambre.	5 décigrammes.

N° 18.

HUILE DES CÉLÈBES.

Huile d'olives. . . .	1,000 grammes.
Santal citrin.	45 —
Cannelle.	30 —

Faites digérer le santal et la cannelle dans l'huile, passez et ajoutez :

Essence de Portugal. .	4 grammes.

N° 19.

HUILE DE MACASSAR.

Huile de soleil. . . . . 90 grammes.
Graisse d'oie. . . . . . 30 —
Beurre de cacao. . . . . 8 —
Huile d'œufs. . . . . . 8 —
Styrax.. . . . . . . 8 —
Néroli. . . . . 4 —
Essence de thym. . . . 2 —
Baume du Pérou. . . . . 5 décigrammes.
Essence de roses. . . . . 1 —

Mêlez le tout, laissez digérer pendant quelques heures, et filtrez.

N° 20.

POUDRE CONTRE LA CHUTE DES CHEVEUX.

Semences de persil pulvérisées. 60 grammes.
Poudre de quinquina. . . . . 18 —
Poudre de cachou. . . . . 10 —

Mêlez exactement et poudrez le cuir chevelu.

L'action tonique et astringente de cette poudre resserre la peau du crâne, fortifie les bulbes et arrête, parfois, la chute par atonie.

Plusieurs médecins assurent que le sel de cuisine

bien sec, réduit en poudre fine, et répandu sur le cuir chevelu, produit le même effet.

TOPIQUES LIQUIDES, EAUX ET LOTIONS.

—

N° 21.

EAU DE GOUDRON

CONTRE LA CHUTE.

Eau de fontaine. . . .	1,000 grammes.
Goudron purifié. . . .	180 —
Acide tannique. . . .	2 —

Remuez avec une spatule ou un petit bâton, et agitez plusieurs fois par jour, afin que l'eau se sature de goudron. Après quinze jours, décantez et filtrez.

L'eau de goudron est généralement recommandée contre beaucoup de maladies cutanées chroniques. Plusieurs médecins l'emploient particulièrement dans les affections de la peau du crâne avec chute des cheveux ; non-seulement ils réussissent à tonifier la peau, à arrêter la chute, mais ils ont remarqué que la chevelure poussait plus épaisse et plus belle.

N° 22.

LOTION DÉTERSIVE,

SOUVERAINE CONTRE CERTAINES CALVITIES PAR CAUSE DE SUEURS
ET DE DILATATION DES CONDUITS PILIFÈRES.

(Convient particulièrement aux cuirs chevelus gras.)

Cette liqueur a une action vraiment merveilleuse sur certaines chutes, qu'elle arrête radicalement en quelques jours. (Voyez le texte, p. 99.)

N° 23.

EAU ANTIPÉDICULAIRE.

Il arrive souvent, chez les enfants, que les excoriations croûteuses du cuir chevelu deviennent le refuge d'une foule de hideux insectes, qui s'opposent à la guérison du mal ; le moyen le plus sûr de détruire ces insectes est celui-ci :

> Eau mercurielle simple. . .   30 grammes.
> Eau de roses.   160   —

Mêlez ces deux liquides en les agitant, puis trempez-y une éponge et lotionnez le cuir chevelu. Trois à quatre lotions suffisent pour purger entièrement la tête de cette dégoûtante famille.

Règles générales. — Lorsque la calvitie est causée par des dartres rongeantes ou des excoriations profondes du cuir chevelu, ou, ce qui est plus grave encore, par des teignes, des pustules ou des ulcères de mauvaise nature, il faut se hâter de recourir à l'art qui doit y porter remède ; car le pus, séjournant au fond des ulcères et au-dessous des croûtes, attaque le follicule des cheveux et le détruit infailliblement. Cette affection, plus particulière aux enfants dont les soins hygiéniques de la tête ont été négligés, produit quelquefois une dépilation irrémédiable. Pour prévenir ces fâcheux résultats, on doit laver la tête et panser les ulcérations selon les conditions particulières qu'elles présentent, c'est-à-dire avec des émollients, s'il y a inflammation, ou des toniques, si le fond est blafard. On s'est servi, avec le plus grand succès, pour déterger et cicatriser ces ulcères, des préparations suivantes :

N° 24.

EAU CRÉOSOTÉE.

Eau de rivière. . . . . 500 grammes.
Créosote. . . . . . . 30 —

Agitez l'eau de temps en temps, pour opérer le mélange ; laissez reposer pendant quelques heures, et filtrez.

Le premier jour, on pratique trois ou quatre lotions, avec cette eau, sur les parties ulcérées ; le lendemain, on les onctionne avec la pommade portant le n° 25.

On peut remplacer l'eau créosotée par la *lotion détersive*, qui est excellente dans ce cas.

N° 25.

POMMADE CRÉOSOTÉE.

Axonge.	60 grammes.
Créosote.	8 —

Faites une pommade selon l'art.

Comme on n'a pas toujours de la créosote sous la main, on peut la remplacer par la formule suivante :

N° 26.

POMMADE FULIGINEUSE.

Suie purifiée.	60 grammes.
Axonge fraîche.	60 —

Faites bouillir au bain-marie pendant cinq à six heures, en ayant soin de remuer souvent avec une spatule ; retirez du feu, battez bien la pommade, et appliquez.

N° 27.

LOTION SULFUREUSE

CONTRE LES ÉPHÉLIDES, DARTRES LÉGÈRES ET AUTRES ÉRUPTIONS
DU CUIR CHEVELU.

Selon le degré de l'affection, on l'emploie pure ou coupée d'eau. (Voyez à la page d'annonces.)

N° 28.

LOTION ALCALINE.

Sous-borate de soude. . . . 4 grammes.
Eau de rivière. . . . . . 250 —

N° 29.

AUTRE.

Savon liquide à l'alcool. . . . . 1 partie.
Eau de rivière. . . . . . . 3 —

Agitez vivement, pour opérer le mélange.

N° 30.

LOTION ALCALINE SULFUREUSE.

Sous-carbonate de soude. . . 4 grammes.
Sulfhydrate d'ammoniaque. . . 1 —
Eau. . . . . 30 —

Conseillée dans les affections squameuses, furfu-
reuses, du cuir chevelu.

N° 31.

LOTION EXCITANTE.

Teinture aromatique.   .   .   .   8 grammes.
Eau distillée.   60   —

N° 32.

EAU POUR DÉGRAISSER LES CHEVEUX.

Eau de rivière. .   .   .   .   .   200 grammes.
Carbonate de potasse. .   .   .   10   —
Jaunes d'œufs.   3   —

Faites dissoudre la potasse dans l'eau, puis jetez-y
les jaunes d'œufs que vous battrez jusqu'à parfait mélange.

N° 33.

AUTRE.

Eau de rivière. .   .   .   .   500 grammes.
Carbonate de potasse. .   .   30   —

Les têtes écailleuses ou farineuses à cheveux gras
trouveront un très-bon moyen de dégraissage dans le
numéro suivant.

N° 34.

SAVON LIQUIDE POUR DÉGRAISSER LES CHEVEUX.

Savon ordinaire. . . . . 20 parties.
Potasse à l'alcool. . . . . 1 —

Faites d'abord dissoudre le savon dans :

Eau de fontaine. . . . . 40 parties.

Ajoutez la potasse, et, lorsque la solution savonneuse est opérée, versez :

Alcool. . . . . 180 parties.

Aromatisez avec :

Essence d'amandes amères. . 6 gouttes.

et conservez dans un flacon pour l'usage.

Lorsqu'on veut se servir de ce savon, on le mélange avec partie égale d'eau chaude.

Mais, de tous les moyens employés pour dégraisser le cuir chevelu et les cheveux, il n'en est aucun qui puisse rivaliser avec l'*alcoolé savonneux* de la Parfumerie nouvelle. (Voyez à la page d'annonces.)

N° 35.

POUDRE ÉTHERÉE.

POUR ABSORBER LE GRAS DES CHEVEUX.

Cette poudre, spécialement composée pour les personnes qui ne peuvent se laver les cheveux sans courir les risques d'un rhume de cerveau, jouit de la propriété d'absorber le gras des cheveux. Une heure après s'en être poudré, on peigne et l'on brosse les cheveux.

FIXATEURS DES CHEVEUX.

Les fixateurs des cheveux sont tous mauvais; la bandoline a été abandonnée à cause de ses graves inconvénients, et la préparation suivante, qui ne vaut guère mieux, lui a été substituée :

N° 36.

Gomme adragante. . . .	6 grammes.
Eau.	220 —

Laissez dissoudre pendant cinq à six heures; passez à travers un linge, exprimez et ajoutez :

Alcool. . . . . 90 grammes.
Eau de roses. . . . quantité suffisante.

L'inconvénient de la gomme adragante est le même que celui du mucilage contenu dans la bandoline. Le seul fixateur exempt de tout défaut est la préparation dite *brillantine*, qui fixe sans coller, sans laisser de peluches, et surtout sans dessécher ni rudir les cheveux.

N° 37.

BRILLANTINE.

Cette préparation, qui a demandé de longues recherches, par la raison qu'elle contient un principe insoluble dans les corps gras, est non-seulement le meilleur des fixateurs, mais encore la plus douce, la plus onctueuse de toutes les pommades. Les cheveux les plus durs, onctionnés avec la *brillantine*, conservent pendant plusieurs jours une soyeuse douceur et des reflets magnifiques.

N° 38.

CRÈME-NEIGE.

Composé émollient et suave pour assouplir la barbe et prévenir l'irritation qu'occasionne aux peaux délicates l'action du rasoir. Une onction de crème-neige assouplit le poil, adoucit la peau, et favorise parfaitement la barbification. La *crème-neige* remplace avec avantage les cold-cream les plus fins. (Voyez à la page d'annonces.)

N° 39.

PILULES FERRUGINEUSES.

Sulfate de fer. . . . . 15 grammes.
Sous-carbonate de potasse. . . 15 —

Réduisez en poudre ces deux substances, puis opérez exactement le mélange avec addition de miel et de sucre, pour empêcher que le fer, à l'état de proto-carbonate, qui est très-soluble, et, par conséquent, très-absorbable, ne passe à l'état de peroxyde, qui est très-peu absorbable. — Broyez de nouveau, et faites une masse que vous diviserez en cinquante pilules.

On prend une pilule matin et soir, et l'on augmente graduellement, chaque jour, jusqu'à dose de trois pilules le matin et trois le soir.

N° 40.

ALCOOLÉ ANTIPELLICULAIRE.

Cette liqueur débarrasse parfaitement le cuir chevelu de toutes les petites écailles épidermiques ou pellicules qui souillent les cheveux.

N° 41.

DÉPILATOIRE SANS ARSENIC.

Sulfure de soude. . .	3 parties.
Chaux éteinte. . . .	5 —
Amidon.	10 —

N° 11.

DÉPILATOIRE HYGIÉNIQUE

DE LA PARFUMERIE NOUVELLE.

Aux personnes qui désirent faire tomber les poils disgracieux ou incommodes, nous conseillons le dépilatoire hygiénique, le seul qui soit exempt de dangers et qui détruise en un instant les poils les plus touffus.

TABLE DES MATIÈRES

CONTENUES DANS CET OUVRAGE.

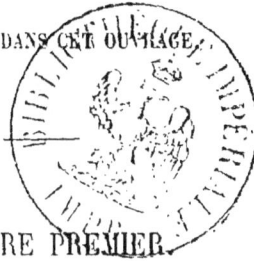

CHAPITRE PREMIER.

14

CHAPITRE II.

CHAPITRE III.

CHAPITRE VI.

CHAPITRE VII.

CHAPITRE VIII.

CHAPITRE IX.

CHAPITRE X.

CHAPITRE XI.

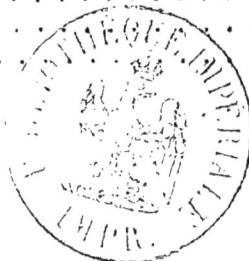

FIN.

PARIS. — CHEZ L'AUTEUR, RUE LEPELLETIER, 19,

ET CHEZ JULES MASSON, LIBRAIRE, RUE DE L'ANCIENNE COMÉDIE, 26.

ENCYCLOPÉDIE HYGIÉNIQUE

DE LA BEAUTÉ

PAR A. DEBAY

La *santé* et la *beauté* sont deux trésors aussi chers que fragiles et que l'*hygiène* apprend à conserver. Or, il s'agissait de populariser cette branche de l'art en la mettant à la portée de toutes les intelligences. Il s'agissait de bien faire comprendre que l'hygiène et la médecine doivent constamment présider aux préparations et opérations qui ont pour but l'entretien de la beauté et le redressement des imperfections physiques. Cette tâche difficile vient d'être accomplie dans une série de petits volumes, rédigés avec une élégante simplicité, et enrichis d'une foule d'aperçus nouveaux qui en rendent la lecture aussi attrayante qu'instructive.

L'auteur de cette intéressante Encyclopédie a parfaitement réussi :

1° A dévoiler les dangers des préparations secrètes que prône le charlatanisme, qu'accepte la crédulité et que perpétue l'erreur ;

2° A rendre faciles, à vulgariser les arts et les sciences qui ont pour objet la conservation de la beauté, inséparable de la santé ;

3° A indiquer les moyens les plus simples pour combattre

les imperfections de la peau, redresser les vices de formes, de couleur, et cultiver la beauté du corps;

4° Enfin à donner un choix de procédés et de formules dont l'efficacité a mérité la sanction académique.

Voici les titres des ouvrages de cette Collection utile, dont les journaux ont fait l'éloge, et que les dames ont dénommée LES CLASSIQUES DU BOUDOIR.

Hygiène complète des Cheveux et de la Barbe, 3e édition.
2 fr. 50

Hygiène du Visage et de la Peau, 5e édition. . . . 2 fr. 50

Hygiène des Pieds et des mains, de la Poitrine et de la Taille. . . . . 1 fr. 50

Hygiène de la Voix, Gymnastique des Organes vocaux. . . 2 fr. 50

Hygiène et Perfectionnement de la Beauté humaine, 2e édition. . . . . 2 fr. 50

Hygiène des Baigneurs. — Description des Bains en usage chez tous les peuples du monde, depuis l'antiquité jusqu'à nos jours. — Guide du Baigneur. 2e édition. . . . . 2 fr.

Hygiène du Mariage, ou Histoire naturelle de l'Homme et de la Femme mariés. — Préservation et Traitement des Infirmités qui nuisent au but du mariage. — Théorie de la Procréation des Sexes. — Entraînement génital. — Callipédie. 4e édition. . . . . 3 fr.

Philosophie du Mariage, ou Art du Bonheur dans la Famille. — Préservation des Affections morales qui portent leurs ravages au cœur des Epoux. — Histoire du Mariage chez tous les peuples du monde. 3e édition.
2 fr. 50

Physiologie des Perfections et Beautés de la Femme. 2 fr.

Hygiène vestimentaire. — Histoire des Modes comparées depuis l'antiquité jusqu'à nos jours. . . . . 2 fr. 50

Les Mystères du Sommeil et du Magnétisme. — Songes prophétiques, Extases, Hallucinations, etc. — Magnétisme animal appliqué à la médecine. 5e édition. . . . . 2 fr. 50

Histoire des Métamorphoses humaines et des monstruosités, des diverses transformations normales et anormales. Singularités organiques.
5 fr. 50

Les Parfums et les Fleurs considérés comme auxiliaires de la Beauté (convenant à tous les âges). 2e édition. . . . . 2 fr. 50

L'Art de teindre sans danger les Cheveux et la Barbe. 50 c.

PARIS. — IMP. DE SIMON RAÇON ET Cᵉ, RUE D'ERFURTH, 1.

www.ingramcontent.com/pod-product-compliance
Lightning Source LLC
Chambersburg PA
CBHW071628200326

41519CB00012BA/2206